DU TRAITEMENT

DE CERTAINES AFFECTIONS CHRONIQUES

PAR LES

EAUX MINÉRALES DE POUGUES.

NEVERS,

FAY, IMP. DE LA PRÉFECTURE, DE L'ÉVÊCHÉ, ETC.,

Place de la Halle et rue du Rempart, 1.

DU TRAITEMENT

DE CERTAINES AFFECTIONS CHRONIQUES

PAR LES

EAUX MINÉRALES

DE POUGUES

ET

DES DÉVIATIONS UTÉRINES

PAR UN APPAREIL SPÉCIAL,

PAR LE DOCTEUR LOGERAIS,

MÉDECIN-INSPECTEUR, ANCIEN INTERNE DES HÔPITAUX DE PARIS,

Membre correspondant de la Société médicale d'Hydrologie, de la Société anatomique, de la Société médicale du Panthéon, etc.

ANNÉE 1869.

PARIS,

VICTOR MASSON ET FILS.

M DCCC LXIX

INTRODUCTION.

Il y a deux ans, j'ai publié un travail sur les eaux minérales de Pougues. Ce travail renfermait quelques-unes des observations que j'avais prises pendant ma première année d'inspection. Ces faits, présentés très-simplement et en dehors de toute théorie, prouvaient l'efficacité de nos eaux dans le traitement de beaucoup de maladies.

Depuis cette époque, j'ai recueilli des observations beaucoup plus nombreuses, qui sont venues confirmer les premières. Je pourrais en présenter ici une collection considérable ; mais cette répétition paraîtrait fastidieuse. J'ai voulu seulement apporter quelques faits des plus intéressants qui, groupés autour de la description très-succincte des maladies chroniques que nous traitons plus spécialement à Pougues, éveilleraient, je l'espère, l'attention du corps médical.

Il est à désirer que ces faits amènent les praticiens à ne pas autant négliger Pougues comme station d'eau minérale et à y adresser davantage de malades. Nos eaux, bi-carbonatées calciques, aux yeux de beaucoup de personnes, sont des eaux faibles, très-peu énergiques, qui ne peuvent pas faire de mal, mais qui, par contre, ne font pas grand bien. Ceci est une erreur profonde contre laquelle quatre années de séjour près de cette source me permettent de protester énergiquement. Ces eaux, bien administrées, ont une action très-efficace. Elles conviennent à bon nombre d'affections qu'elles modifient profondément. Une foule de maladies, pour lesquelles beaucoup de médecins ne connaissent que Vichy, y sont traitées très-avantageusement, et souvent même mieux que dans cette capitale thermale.

Pougues a le tort d'être situé sur la route de Vichy, trop près de Paris; il ne faut que cinq heures pour s'y rendre par le chemin de fer; et cette jolie station, si fraîche, où on respire un air si pur, entourée de si charmantes promenades, est oubliée, bien que présentant une foule de ressources désirables.

Cette vieille source de Saint-Léger est cependant connue depuis bien long-temps. Il y a plus de trois cents ans que nos rois venaient y chercher la santé. Elle a su se transformer et suivre les progrès du siècle. Elle a été captée sous la direction si habile de M. François, aujourd'hui inspecteur général des mines. On y trouve un établissement complet d'hydrothérapie et des bains bien organisés.

Ceux-ci laissaient bien un peu à désirer ; on leur reprochait de n'être presque que des bains d'eau douce, et il faut convenir que ce reproche était fondé. Une portion seulement de l'eau de la fontaine Saint-Léger allait les alimenter; le trop plein était presque complètement perdu. J'ai voulu parer à cet inconvénient. D'après mon conseil, M. Lasseron, le propriétaire de l'établissement, toujours prêt à faire toutes les améliorations désirables, a, dès le printemps dernier (année 1868), fait conduire tout le débit de la fontaine (5,000 litres environ par vingt-quatre heures) dans une citerne, où l'eau est recueillie, et dirigée de là dans les bassins qui alimentent les douches et les bains.

Nous avons donc maintenant des bains franchement alcalins. Au reste, tout baigneur peut facilement le constater ; le papier de tournesol, rougi par un acide, est ramené à sa couleur naturelle lorsqu'il est plongé dans l'eau alcaline des bains.

Rappelons ici les différentes analyses de l'eau de la fontaine Saint-Léger :

1° D'abord celle qui a été faite par MM. Boulay et Henri, en 1837 :

EAU, UN LITRE.

	Litre.
Acide carbonique.	0,33

	Grammes.
Bi-carbonate de chaux.	1,3269
— de magnésie	0,9762
— de soude avec traces de sel de potasse.	0,6362
— de fer	0,0206
Sulfate de soude.	0,2700
— de chaux.	0,1900
Chlorure de magnésium.	0,3500
Matière organique soluble (glairine)	0,0300
Phosphate de chaux et d'alumine.	*Traces.*
Acide silicique et alumine	0,0350
	3,8349

2° L'analyse plus récente que, sur ma demande, M. Rivot, ingénieur en chef des mines, professeur et préparateur de chimie à l'école des mines, voulut bien faire en 1866 :

Cette eau laisse un dépôt formé principalement de carbonate de chaux mêlé à beaucoup de matières organiques et à un peu de peroxyde de fer.

L'analyse a donné par litre :

	Grammes.
Résidu sec	2,7900
Résidu calciné	2,5190
Matières organiques	0,2710

On a dosé par litre d'eau (dépôt compris) :

	Grammes.
Acide carbonique libre	0,6091
Acide carbonique des bi-carbonates	1,0098
Acide carbonique des carbonates	1,0033
Acide chlorhydrique	0,1275
Acide sulfurique	0,1450
Silice	0,0150
Peroxyde de fer	0,0146
Chaux	0,7000
Magnésie	0,1150
Potasse	0,0450
Soude	0,6290
	4,4133

M. Mialhe y a, en outre, constaté des traces notables d'iode.

En 1866, une nouvelle source fut captée dans les terrains de M. Bert (d'où le nom de source Bert qui lui a été donné). Le concessionnaire voulait seulement en faire de l'eau de table. Comme médecin-inspecteur, je voulus me rendre compte de la composition de cette eau, et je priai M. Rivot de vouloir en faire l'analyse. Voici la copie de la lettre qu'il voulut bien m'adresser :

Paris, le 28 juin 1867.

Échantillon d'eau minérale de Pougues (Nièvre) (nouvelle source), adressé par M. le docteur Logerais, médecin-inspecteur des eaux.

	Grammes.
Résidu fixe par litre.	1,719

On a dosé par litre :

	Grammes.
Acide carbonique libre.	1,354
Acide carbonique des bi-carbonates.	0,803
Acide carbonique des carbonates neutres.	0,786
Acide sulfurique.	0,091
Acide chlorhydrique	0,050
Silice.	0,010
Peroxyde de fer.	0,011
Chaux.	0,406
Magnésie	0,206
Potasse.	0,026
Soude	0,267
Traces notables de matières organiques.	
	4,016

Toutes les bouteilles ne sont pas aussi gazeuses les unes que les autres. Une autre bouteille n'a donné que 0ᵍ 709 d'acide carbonique libre au lieu de 1ᵍ 354.

L'ingénieur en chef des mines, directeur du bureau des essais,

Signé : RIVOT.

Tous les malades traités à Pougues ont puisé à la source Saint-Léger. Ce n'est qu'accidentellement et par curiosité qu'ils ont été boire à cette nouvelle source.

DES AFFECTIONS CHRONIQUES.

Les affections chroniques sont fort communes. Elles sont consécutives à une affection aiguë, ou mieux primitives, comme l'a si bien établi, dans son excellent traité des affections chroniques, mon éminent collègue et ami le docteur Durand-Fardel, et jouent un rôle important dans la vie. On peut même dire que, par suite de dispositions héréditaires ou acquises, elles règnent en souveraines sur l'humanité. On les voit apparaître presque dès le berceau, c'est la scrofule ; dans l'adolescence, la tuberculose ; dans l'âge moyen se manifestent une série d'accidents appartenant aux diathèses rhumatismale, goutteuse, urique, herpétique, etc. Enfin, la vie factice, le plus souvent contraire aux lois d'une saine hygiène, que les différentes passions, les nécessités d'un état social compliqué créent, produit bien souvent, dans la seconde partie de l'existence de l'homme, une grande quantité de ces affections chroniques, très-difficiles à guérir, souvent même à soulager, et qui ne peuvent guère trouver de traitement approprié que dans une médication agissant également d'une manière lente et progressive. Cette médication, ramenant à la longue l'organisme à un état favorable, lui permet d'agir convenablement sur les *circunfusa*, *ingesta*, etc., qui servent à opérer la nutrition. Mais où se trouve-t-elle, si ce n'est principalement dans les eaux minérales qui sont disséminées sur le globe? Elles sont appropriées aux différentes diathèses et mêmes aux simples dispositions qui conduisent à ces différents états morbides.

Cette médication, toutefois, ne sera efficace qu'autant que l'organisme ne sera pas atteint par certaines dégénérescences graves qui ne lui permettent plus de réagir, c'est-à-dire que les cachexies ne trouvent plus leur remède dans les eaux minérales; celles-ci, au contraire, ne font le plus ordinairement qu'augmenter l'action destructive du mal.

Nous pouvons dire que chacune des diathèses qui vient affliger l'humanité trouve dans les eaux minérales son remède approprié. Je n'ai pas la prétention de faire ici un historique de ces diathèses et d'indiquer la nature des eaux qui leur sont applicables; mon rôle est beaucoup plus modeste.

Je veux seulement m'occuper des affections constitutionnelles qui peuvent être traitées par les eaux de Pougues, indiquer rapidement leurs formes, leur marche et la transformation qu'elles subissent par le traitement à Pougues. A ces tableaux très-restreints, je joindrai quelques observations qui pourront mieux faire ressortir l'application qui peut en être faite.

Nous pouvons grouper les maladies que nous traitons en plusieurs cadres principaux :

1º Affections de l'estomac et de l'intestin ;

2º Affections du foie ;

3º Affections des reins et de la vessie;

Auxquelles nous ajoutons la goutte, la gravelle, le diabète, l'obésité ;

Les scrofules;

La chloro-anémie, les fièvres intermittentes rebelles;

Plusieurs affections utérines, l'engorgement, les déplacements utérins.

J'aurai même à indiquer un traitement spécial aux déviations utérines que je viens ajouter à celui que peut opérer les eaux.

Affections de l'estomac et de l'intestin.

DE LA DYSPEPSIE ET DE LA GASTRALGIE.

La dyspepsie est l'amoindrissement de la faculté de digérer, c'est-à-dire d'élaborer les matières alimentaires, de manière à les rendre propres à être absorbées sous la forme appropriée à leur but final, qui est l'assimilation, ou à subir des transformations chimiques déterminées. Cet amoindrissement auquel, soit l'état général de l'économie, soit chacun des termes qui concourent à l'acte complexe de la digestion, prend une part relative, n'est produit par aucune altération organique de l'appareil digestif lui-même.

La dyspepsie joue un rôle considérable, soit qu'elle soit primitive ou qu'elle soit liée à tel ou tel état pathologique. C'est comme phénonème primitif surtout que nous voulons la considérer ici.

La digestion représente une opération chimico-vitale très-complexe, dont les termes les plus immédiats sont : la présence d'aliments convenablement préparés par l'insalivation et la mastication, la sécrétion de liquides spéciaux destinés à agir sur eux chimiquement, un ensemble de contractions musculaires pour activer le mélange, des gaz provenant, soit de l'estomac, soit de l'opération digestive elle-même, et devant avoir pour effet de faciliter les différents temps de la digestion.

Il ne se fait pas de digestion sans une hypérémie actuelle de l'estomac, hypérémie plus ou moins considérable, suivant l'importance du repas ; de plus, un certain éréthysme nerveux accompagne la congestion sanguine.

Tous ces phénomènes peuvent être diminués, augmentés, pervertis, et viennent ainsi troubler la digestion. Nous voyons alors survenir des sensations de plénitude, de pesanteur à l'épigastre, de lassitude générale, de refroidissement aux extrémités, de brisement musculaire, par suite de l'hypérémie anormale dont l'estomac se trouve être le siége ; un ralentissement momentané de la circulation veineuse qui se fait sentir vers la tête et détermine des symptômes passagers de congestion faciale et encéphalique. De plus, les aliments qui arrivent dans l'estomac, appartenant à chacune des trois classes suivantes : azotés, gras, féculents ou sucrés, rencontrent une sécrétion particulière qui leur est adressée. Or, si chacun de ces aliments trouve l'estomac réfractaire à sa digestion spéciale, cela tient à un trouble particulier de l'une des sécrétions gastro-intestinales, d'où vient une dyspepsie spéciale des matières grasses, des matières féculentes ou sucrées, ou des matières azotées. D'autres-fois la digestion est troublée par un excès des sécrétions gastriques et spécialement acides, par les contractions musculaires de l'estomac, des développements de gaz, etc. ; d'où digestions pénibles, douleurs, ou mieux malaise à l'estomac, rejet des aliments ou des produits de sécrétion de ce viscère, dyspepsie acide, flatulente, gastrorrhée, rumination, vertige stomacal, constipation, somnolence, courbature générale ; chacun de ces symptômes devient le symptôme dominant.

La dyspepsie se montre par intervalles, puis elle devient habituelle. Il est de l'essence de la dyspepsie que les symptômes qui lui appartiennent ne se montrent qu'à l'occasion du repas. Si les malades ne mangeaient pas, ils ne souffriraient pas ; et comme la digestion, tout en s'opérant lentement et

péniblement, peut s'opérer d'une manière complète, la nutrition peut avoir lieu et la santé générale n'être pas profondément altérée. Mais il n'en est pas toujours ainsi. Ces
souffrances continues finissent par altérer la santé, et il en
résulte un amaigrissement considérable, de l'anémie, des
accidents nerveux souvent très-pénibles et une atonie
générale.

La dyspepsie serait une digestion lente et pénible que pro-
voquerait l'ingestion des aliments, et survenant plus ou moins
long-temps après ; ce ne serait pas la gastralgie ou névrose
douloureuse de l'estomac, dont le caractère essentiel est la douleur, se montrant avec ou sans rapport avec la présence des
aliments dans l'estomac.

Cette différence qui caractérise ces deux états maladifs est
très-réelle; mais dans la pratique nous les voyons à peu près
constamment se confondre, et il est très-difficile de faire à
chacun d'eux la part distincte. Une digestion lente, difficile,
laborieuse, se renouvelant souvent, produisant à la longue
un affaiblissement général, un érythême nerveux qui ne tend
qu'à se développer,. doit presque nécessairement amener une
affection des nerfs de l'estomac et de ses annexes. Ces organes
sont pénétrés par trop de filets nerveux provenant de l'axe
cérébro-spinal et du grand lymphatique pour ne pas éprouver
un ébranlement par suite du trouble des fonctions digestives,
d'où la névrose; d'un autre côté, la gastralgie comme névralgie,
plus ou moins semblable aux autres névralgies que l'on voit
dans les autres parties du corps, doit également produire
bientôt une dyspepsie, un trouble fonctionnel, surtout dans
un organe si sensible, chargé de fonctions aussi importantes
et ayant des relations sympathiques internes avec tous les
autres organes principaux de la vie, tels que le cœur, l'encé-
phale, etc.

Au reste, il est assez difficile d'assimiler la gastralgie aux
autres névralgies, telles que les névralgies faciales, intercos-

tales, etc. Celles-ci ont généralement un caractère intermittent bien plus marqué, et les antipériodiques exercent sur elles une action curative bien plus manifeste. C'est, au contraire, exceptionnellement qu'ils guérissent la gastralgie. Si, suivant l'aphorisme du père de la médecine, le traitement démontre la nature de la maladie, nous serions tenté de rapprocher de plus en plus la dyspepsie de la gastralgie, car nous verrons que les mêmes moyens guérissent les deux affections.

Trousseau dit que les alcalins, en tant qu'agents chimiques, n'ont rien à faire pour combattre les excès d'acides de l'estomac. « Il n'y a pas neutralisation, ajoute-t-il; celle-ci est » insignifiante, et en définitive l'action de ces remèdes est celle » des modificateurs puissants qui impriment à l'appareil orga- » nique, sur lequel ils agissent, et mieux encore sur l'économie » tout entière, une modalité particulière, en vertu de laquelle » les fonctions se régularisent et les sécrétions cessent d'être » acides.» Nous pouvons nous appuyer sur ces paroles du maître et dire que dans les eaux minérales il ne faut pas chercher une action chimique qui vienne neutraliser les effets des sécrétions vicieuses dans la dyspepsie, mais bien un modificateur qui change le *modus faciendi* de tout l'organisme, et amène ainsi la santé là où régnait la maladie.

Une foule d'eaux minérales peuvent s'appliquer au traitement de la dyspepsie. Cette affection simple est le plus souvent due à des écarts de régime, à un genre de vie adopté par les hommes d'affaires, d'étude, qui se mettent à travailler immédiatement après le repas, ne prennent pas assez d'exercice et mènent une vie trop sédentaire. Il est évident que le séjour aux eaux pour ces personnes, qui changent ainsi complètement leurs habitudes, n'ont plus les préoccupations des affaires, vivent au grand air, prennent de l'exercice après leurs repas, doit nécessairement déjà produire chez ces malades un excellent effet. Aussi les eaux minérales les moins spéciales dans le traitement de la dyspepsie peuvent réussir très-bien à dissiper lés phénomènes dyspepsiques, surtout lorsque ces eaux minérales, telles que les eaux sulfureuses, sont employées chez des malades atteints de dermatoses, de catarrhes respiratoires ou utérins, etc., qui sont devenus dyspepsitiques sous l'influence de ces affections primitives. Mais les dyspepsies simples doivent trouver leur traitement dans l'emploi des eaux bi-carbinatées sodiques et calciques, bien que les premières soient beaucoup plus employées, parce qu'elles sont plus connues et plus répandues. Vichy surtout l'emporte sur toute autre eau minérale. Je puis dire que, sans vouloir déprécier cette célèbre station, Pougues, pour ce genre d'affection, mérite bien d'être fréquenté. Les eaux de Pougues, tout en renfermant une notable quantité de soude, contiennent beaucoup de magnésie et surtout de chaux. Or, de tout temps la chaux a été employée dans les affections stomachiques, dans les digestions difficiles. Qu'est-ce que les anciens cherchaient dans la craie, dans les yeux d'écrevisse? N'était-ce pas la chaux que nos eaux renferment dans une proportion si heureuse, avec une proportion considérable de gaz acide carbonique? Si nous y joignons le fer, quelques traces d'iode, on voit que tout concourt à faire des eaux de Pougues un médicament très-précieux dans toutes ces affections chroniques, qui ont besoin d'un excitant modéré pour être modifiées favorablement. Si nous associons à ce traitement interne une hydrothérapie méthodique, progressive, qui vient encore changer la vitalité de la peau et transmettre à tout l'organisme une incitation si utile, nous pouvons dire que nous produisons des effets extraordinaires à Pougues. Aussi chaque année nous voyons s'y opérer des cures merveilleuses.

La gastralgie, si souvent confondue avec la dyspepsie, bien que maladie distincte, ne se trouve pas moins bien des eaux de Pougues.

Voyons d'abord le diagnostic différentiel de ces deux affections d'après les auteurs.

Dyspepsie. — Digestion toujours lente et pénible, appétit ordinairement perdu ou diminué, douleurs minimes et exclusivement déterminées par l'introduction des aliments, presque toujours augmentées par la pression, mais en réalité sensation d'embarras et de pesanteur, plutôt que de véritables douleurs; point de sensations extraordinaires; amaigrissement souvent nul, mais quelquefois très-prononcé; marche uniforme avec redoublements exactement dus à la présence des aliments.

Gastralgie. — Digestions quelquefois plus faciles et plus promptes qu'en bonne santé; appétit rarement perdu, mais souvent augmenté ou perverti; douleurs intermittentes n'augmentant presque jamais à la pression, diminuant par l'ingestion des aliments; sensations bizarres dans l'estomac, amaigrissement peu marqué; enfin marche rarement continue, retour des accidents par accès.

Qui ne voit que ces deux états distincts ne se confondent le plus souvent? Je fais à ce sujet un appel à tous les praticiens et je les prie de prononcer. La dyspepsie engendre la gastralgie et la gastralgie amène la dyspepsie. Au reste, je l'ai déjà dit, généralement le même traitement réussit, et les eaux de Pougues conviennent à toutes les deux. C'est ce qui m'a déterminé à placer dans le même chapitre les observations que je donne ici comme spécimen, et vous verrez que le plus souvent ce sont des faits de dyspepsie gastralgique.

Observations.

DYSPEPSIE. — VOMISSEMENTS ACIDES.

M. G..., âgé de cinquante-six ans, nerveux et néanmoins fortement constitué, est atteint depuis quinze ans au moins d'une affection de l'estomac qui empoisonne son existence; il souffre presque constamment et arrive à ne pouvoir plus supporter aucune nourriture. M. G... se nourrit de bouillon et de revalescière; puis, à des époques presque périodiques, mais de plus en plus rapprochées, il est pris de vomissements acides et excessivement abondants; il rend plusieurs litres de liquide clair, transparent, inodore, mais présentant au malade un goût acide très-prononcé. Ces vomissements l'affaiblissent encore, mais lui procurent un certain soulagement. En outre, M. G... était atteint de pertes séminales nocturnes fréquentes, dues en partie, au dire de son médecin, à un phymosis congénital. Il en a été opéré il y a six mois; les pertes séminales ont été arrêtées; mais l'état des voies digestives, ainsi que l'affaiblissement général, ne s'est pas amélioré.

M. G..., qui est fortement charpenté, arrive à Pougues pâle, amaigri, ne pouvant supporter aucun aliment. A son arrivée, par deux fois il fut pris de ces vomissements acides très-abondants qui le forcèrent de rester au lit sans prendre aucune nourriture.

Il commence à prendre de l'eau à très-faible dose et coupée avec du sirop de gomme. L'eau passe bien; il peut en augmenter la dose; l'appétit revient. Bientôt le malade, qui ne pouvait supporter aucun aliment, peut toucher à tous les mets de la table d'hôte; les forces reviennent, le teint fleurit; enfin c'est une résurrection complète, constatée par tous les autres malades. M. G... ne se sent pas de joie; depuis quinze ans qu'il ne vivait plus en quelque sorte, toujours souffrant et ne pouvant se livrer à aucun exercice, maintenant il fait des courses énormes, visite tous les environs pittoresques de Pougues, mange, dort comme il n'a jamais fait. Enfin sa guérison est pour lui une cure merveilleuse; il n'a qu'un regret, c'est de n'être pas venu plus tôt chercher la santé à Pougues, au lieu de demander à toute sorte de médications une guérison qu'il n'avait jamais pu obtenir.

DYSPEPSIE. — VERTIGE STOMACAL. — ANÉMIE. — HYPOCONDRIE.

M. L..., âgé de vingt-un ans, grand, sec, d'un tempérament éminemment nerveux, a fait très-rapidement sa crue à l'âge de seize ans et a éprouvé des inquiétudes très-grandes sur la santé de ses parents. M. L..., qui se livre à des études très-sérieuses, a beaucoup travaillé pendant et après cette crue rapide. Il est arrivé à ne pouvoir plus manger, se croyant atteint d'une affection du foie. Il était pris de douleurs atroces à la région de l'estomac, qui étaient accompagnées d'éructations nombreuses, de vertiges qui l'inquiétaient beaucoup. M. L... arrive ainsi à Pougues fort souffrant et très-inquiet de sa santé, qu'il croit complètement perdue; il est pâle, émacié, très-maigre.

Tout d'abord je remonte le moral du malade et lui fais prendre de l'eau à très-petite dose, un bain général tous les jours, chaque jour une douche générale, d'abord un peu tiède, puis bientôt froide. L'appétit revient, les douleurs cessent, plus de vertiges ni d'éructations ; le malade reprend des forces ; c'est un changement complet ; enfin, M. L... part, après vingt-un jours de traitement, tout étonné du bien-être qu'il éprouve.

DYSPEPSIE GASTRALGIQUE.

Mme M..., âgée de cinquante-six ans, d'un tempérament sec et nerveux, a vu depuis quelques années sa santé s'altérer profondément, sans qu'on puisse attribuer ce changement à une cause appréciable. Amaigrissement, affaiblissement général, inquiétudes, douleurs vagues, inappétence. Mme M... a éprouvé deux bronchites ; mais l'auscultation la plus attentive, exercée à plusieurs reprises, n'a donné aucun signe de tuberculisation. Les voies digestives et l'estomac principalement semblent être le siége de la maladie.

Il y a deux ans environ, Mme M... fut prise tout-à-coup à la fin de son dîner d'une douleur atroce siégeant à la région de l'estomac, traversant, pour ainsi dire, le corps de part en part et s'irradiant vers les épaules. Le médecin appelé constate une sensibilité extrême localisée à l'épigastre, une altération profonde des traits, le pouls petit, lent, très-dépressible, un refroidissement appréciable de la périphérie du corps. Plusieurs crises de ce genre se présentent tous les six mois environ, brusquement après le repas ; elles cèdent facilement aux narcotiques employés *intùs et extrà*. Ces crises étaient rarement accompagnées de vomissements et de vomituritions. Mais elles se renouvellent et deviennent de plus en plus fréquentes. La mort de son mari, qui fut enlevé après une très-courte maladie, les fatigues et les chagrins qui en furent la conséquence, augmentèrent l'état de souffrance. La teinte ictérique de la peau, la coloration noirâtre des urines (ces symptômes n'ourent pas de durée) et les souffrances que l'ingestion des aliments, soit solides, soit liquides, déterminaient infailliblement, conduisirent MM. Barth, de Croizilles, et Dubois, d'Abbeville, à soupçonner que cette gastralgie pouvait être symptomatique de quelque lésion organique à son début. Néanmoins, ces messieurs jugèrent convenable d'envoyer Mme M... à Pougues pour y tenter une cure d'eau qui pût modifier cette affection si pénible:

Mme M... m'arriva dans un état de débilité extrême ; elle n'avait pu faire le trajet que couchée dans un wagon et avait été de là transportée dans un lit.

Elle était très-amaigrie, pâle, sans coloration anormale de la peau, mais excessivement faible. Elle fut prise de vomissements dès son arrivée après l'ingestion d'un bouillon léger.

Mᵐᵉ M... ne pouvait, du reste, supporter aucune nourriture, ne voulait même pas y penser, à cause des souffrances qu'amenait toute espèce d'aliments. J'avoue que l'état de la malade, les craintes manifestées par les savants confrères qui me l'adressaient me donnèrent, malgré l'examen le plus attentif de tous les organes, et qui fut négatif, des inquiétudes sur le commencement d'une lésion organique de l'estomac. Le traitement par nos eaux devait être pour moi en quelque sorte la pierre de touche. Aussi je voulus y procéder avec toutes les précautions désirables.

Je commençai par des doses très-minimes d'eau coupée avec du sirop de gomme; elle passa convenablement. Quelques crises, mais relativement légères, se manifestèrent bien d'abord, mais elles ne furent pas inquiétantes. Il s'agissait pour moi, tout en traitant la malade, de la nourrir. Elle en avait grand besoin; elle ne voulait et ne pouvait prendre que du bouillon. J'y joignis du suc de viande, provenant de bœuf et de mouton rôtis, dont j'augmentai progressivement la quantité, ainsi que celle de l'eau ingérée. J'ajoutai des bains peu prolongés. Je vis ma malade reprendre peu à peu; elle put sucer et bientôt mâcher un peu de viande. Il me fallut même insister long-temps pour engager Mᵐᵉ M... à avaler une bouchée d'abord, puis deux, tant elle redoutait les souffrances qu'amenait l'ingestion de tout aliment. Aux bains, je joignis les douches tièdes, puis froides. Bientôt, sous l'influence de ce traitement progressif et dirigé avec le plus grand soin, je vis Mᵐᵉ M... reprendre ses forces ; le teint s'améliorait, les douleurs si redoutées ne reparaissaient plus. Au bout de quinze jours, elle mangeait à table d'hôte presque comme tout le monde, et bientôt tous les aliments passèrent. Enfin, après trente-deux jours de séjour à Pougues, Mᵐᵉ M... le quitta dans l'état le plus satisfaisant.

DYSPEPSIE GASTRALGIQUE. — VOMISSEMENTS CONTINUS.

Mᵐᵉ P..., âgée de trente-sept ans, d'un tempérament faible et nerveux, est depuis long-temps atteinte d'une affection nerveuse de l'estomac, qui l'a réduite à un bien triste état. Elle souffre constamment, ne peut supporter aucune espèce d'aliments qu'elle vomit toujours, ne peut se nourrir que de lait avec un peu de pain, et même l'ingestion de cet aliment est toujours suivie de vomissements. Mᵐᵉ P... a été à Vals, l'année suivante à Vichy, et n'a retiré aucun bénéfice du traitement qu'elle a subi dans ces stations. L'affaiblissement a même augmenté après son séjour à Vichy. Enfin, elle arrive à Pougues dans un état de maigreur extrême, souffrant toujours de l'estomac et vomissant plusieurs fois par jour après l'ingestion de son lait.

Cette malade a le caractère le plus heureux, ne récriminant jamais contre son état et prête à faire tout ce qu'il faudra pour se guérir. Elle ne peut prendre ni viande ni même de bouillon, un peu de pain dans son lait seulement. Mme P... prend d'abord de l'eau à très-petite dose, coupée avec un peu de sirop de gomme, des bains, puis après dix jours de traitement des douches. La médication est parfaitement supportée. Bientôt les vomissements s'éloignent, puis cessent tout à fait. Elle augmente la quantité de pain et de lait, vient même à manger de la viande. Aussi ses forces reviennent, son teint change, elle engraisse. Une fois seulement Mme P... fut prise de vomissements depuis qu'elle fait usage d'aliments plus réconfortants. Enfin, chez elle, un mois de séjour à Pougues produit une transformation complète ; elle n'est plus reconnaissable. Son mari, qui vient la chercher, est tout étonné d'un changement semblable. Aussi, Mme P... est-elle bien décidée à revenir l'année prochaine reprendre un traitement qui l'a guérie radicalement et qui ne pourra que consolider la guérison qu'elle a obtenue et qu'elle cherchait en vain depuis si long-temps.

GASTRO-ENTÉRALGIE.

Mme T..., âgée de quarante-neuf ans, d'un tempérament nerveux, est souffrante depuis dix ans au moins ; elle est prise parfois de douleurs siégeant à la région de l'estomac, avec éructation, gonflement énorme produit par le développement du gaz. Elle ne peut supporter aucun aliment, puis parfois a un appétit insatiable. L'introduction des aliments est quelquefois très-douloureuse ; une constipation opiniâtre accompagne ces accidents. — Toute espèce de médication a été tentée sans succès : antispasmodiques, narcotiques, charbon de Belloc, préparations alcalines, etc. — Enfin, Mme T... arrive à Pougues en 1867 très-amaigrie, très-affaiblie, la langue très-chargée ; elle se met immédiatement au traitement, qui est très-bien supporté : eau, bains, douches. Une incitation assez vive, qui produit une insomnie deux nuits consécutives, cesse bientôt ; l'appétit, qui était nul alors, devient excellent. Mme T... sent ses forces revenir et ne s'est jamais aussi bien portée. Elle quitte Pougues toute guérie ; l'amélioration continue chez elle. Quelques accidents surviennent bien au printemps suivant, mais beaucoup moins intenses. Néanmoins Mme T... pense non sans raison qu'une seconde saison en 1868 lui rendra sa santé un peu détériorée depuis quelque temps. Elle revient au mois de juin, voit se produire. les mêmes effets que l'année précédente, moins marqués en apparence, parce que son état n'était plus le même qu'en 1867. Les changements obtenus ne pouvaient pas être aussi apparents, mais le résultat n'en fut pas moins excellent.

DE LA DYSPEPSIE INTESTINALE ET DE L'ENTÉRALGIE. — DE L'ENTÉRITE CHRONIQUE.

Ces affections (dyspepsie et gastralgie) ne siégent pas seulement dans l'estomac, elles s'étendent au reste de l'intestin et surtout de l'intestin grêle. Il arrive que l'estomac fonctionne bien ; mais lorsque la masse alimentaire entre dans l'intestin grêle, un malaise très-marqué survient. Ce n'est pas immédiatement après le repas qu'apparaît le malaise, mais quelques heures après ; de la pesanteur, de la gêne, des borborygmes bruyants et pénibles se produisent. Ces douleurs, qui peuvent se montrer à tous les degrés, n'occupent pas un point fixe dans l'abdomen comme dans la dyspepsie stomacale ; les selles sont en général très-irrégulières ; la constipation, qui est le fait le plus ordinaire, est suivie parfois de dévoiement. La dyspepsie intestinale produit généralement moins de troubles que celle de l'estomac, seulement elles sont souvent réunies. Je ne puis m'appesantir sur les symptômes de cette affection, de même que je ne me suis guère étendu sur l'affection de l'estomac, ne voulant ici qu'indiquer et non décrire les symptômes de ces diverses maladies.

Au reste, je dirai qu'il ne faut pas voir seulement l'affection locale comme maladie primitive, mais bien plutôt considérer le trouble fonctionnel comme symptôme d'une affection générale qui se traduit ici principalement par tel ou tel symptôme local plus marqué.

C'est précisément parce que nous avons affaire à des affections générales et non locales que le traitement minéral agit si bien. Nous soumettons ainsi nos affections générales à un traitement général, agissant sur tout l'organisme *intùs et extrà*, eau en boisson, bains, douches, etc.

Les affections plus intenses, telles que l'entérite chronique, inflammation chronique de l'intestin, se trouvent également bien de ce genre de traitement, mais l'emploi doit en être surveillé avec soin. On ne doit donner qu'une très-petite quantité d'eau, à dose très-fractionnée, le plus souvent coupée avec de l'eau d'orge ou du sirop de gomme; quelquefois il est nécessaire de la chauffer pour la rendre moins froide et dégager le gaz acide carbonique qui est fort abondant et qui, se dégageant dans l'intérieur du tube intestinal, le distend et produit des sensations pénibles et douloureuses. L'eau ainsi coupée et chauffée passe mieux, au dire des malades. Au reste, quelle que soit la nature de l'affection, j'ai pour principe chez tout malade faible et débilité de commencer presque toujours par faire au début couper ainsi l'eau en boisson, ne serait-ce que pour le préparer au traitement. Je mets ensuite rapidement mes malades à l'usage de l'eau naturelle quand je vois qu'ils peuvent bien la supporter.

Observations.

DYSPEPSIE GASTRO-INTESTINALE. — SUITE D'UN SÉJOUR PROLONGÉ DANS LES CLIMATS CHAUDS ET INSALUBRES. — ENTÉRITE.

M. R...., officier de marine, âgé de trente-un ans, d'un tempérament nerveux, a navigué dans les mers de l'Inde, de la Chine, du Mexique; il a eu la fièvre jaune dans ce dernier pays. Sa santé est dérangée depuis cinq ans, sa constitution est toute détériorée; il est pris de vomissements très-fréquents, ainsi que de diarrhées douloureuses et abondantes. Ce malade arrive à Pougues à la fin de juin dans un état de santé déplorable, maigre, pâle, ayant la mine d'un vieillard, éprouvant des maux d'estomac incessants, vomissant à chaque instant, n'ayant plus d'appétit, la langue sale et chargée : c'est une constitution qui paraît usée.

L'eau de Pougues en boisson, à laquelle je joins un traitement hydro-thérapique bien suivi, amène chez ce jeune homme une transformation rapide ; la langue se nettoie, l'appétit revient, le teint pâle et blafard disparaît et refleurit; les digestions si laborieuses et si pénibles deviennent faciles, les forces reviennent. M. R... fait l'admiration de tous les malades qui l'avaient vu arriver si défait, se traînant à peine, et qui maintenant se livre à tous les exercices de son âge, n'éprouvant aucune souffrance. Il quitte Pougues après vingt-un jours, enchanté de son séjour. L'amélioration continue après son départ, bien que parfois se présentent quelques vomissements. J'avais engagé mon malade à revenir faire une seconde saison pour consolider sa guérison. Les quelques accidents qu'il avait éprouvés après son retour à Paris, particulièrement lorsqu'il voulait veiller, aller au spectacle, le ramènent au mois de septembre. Il reprend de nouveau son traitement, qu'il suit avec le même succès. Les effets ne paraissent pas aussi merveilleux ; c'est que M. R... n'est pas revenu à Pougues dans la même situation que la première fois ; néanmoins les résultats sont excellents, et il s'en retourne fortifié et en meilleure voie de réparation qu'après sa première saison. Cependant il est à craindre que si cet officier de marine reprend trop tôt la mer et retourne dans les parages qui lui ont été si funestes, une rechute ne revienne bientôt. Aussi, lui conseillons-nous de faire tout ce qu'il pourra pour différer le plus possible son embarquement.

DYSPEPSIE. — GASTRO-ENTÉRALGIE INTENSE.

Mlle X..., âgée de soixante-un ans, assez bien constituée, quoique d'un tempérament un peu lymphatique, est malade depuis quarante ans, éprouvant des douleurs très-vives du côté du foie, de l'estomac, des intestins, avec de la fièvre, ayant des vomissements très-abondants, des selles très-copieuses, ne pouvant supporter presque aucun aliment. Elle a fait toute sorte de traitements pour se débarrasser de cette affection complexe qui a empoisonné toute son existence. Enfin, son médecin se décide à l'envoyer à Pougues, où elle arrive au mois de juillet 1867 très-fatiguée. Elle fut d'abord prise de douleurs stomacales et intestinales intenses, de vomissements bilieux et de selles abondantes. L'eau à très-petite dose et coupée fut administrée et put être supportée. Néanmoins, une crise assez forte se produisit vers le huitième jour du traitement, mais elle ne fut pas de longue durée. Vers le douzième jour, l'appétit reparaît, les forces reviennent peu à peu, l'amélioration était déjà très-sensible; les bains, puis les douches froides furent administrés. Ce traitement amena une guérison complète. Mlle X... digérait très-bien, faisait de longues courses à pied et en voiture, sans aucune fatigue, sont teint était excellent, et elle part après cinquante jours de séjour à Pougues dans un état tellement satisfaisant, qu'à son retour dans sa ville natale toutes ses connaissances furent étonnées de voir Mlle X... aller et venir comme tout le monde, accoutumées qu'elles étaient à ne la voir guère quitter sa maison.

Cet état de santé persista tout l'hiver, sauf quelques légers petits accidents passagers. Au printemps, l'état de Mlle X..., sans présenter tous les symptômes qu'elle ressentait jadis, laissait néanmoins à désirer. Elle n'éprouve plus la même douleur, elle n'a pas la fièvre, mais les vomissements devinrent assez fréquents toutes les fois qu'elle faisait usage d'aliments qui ne convenaient pas parfaitement à son appareil digestif. Aussi, Mlle X... se décida-t-elle à faire une nouvelle saison à Pougues en 1868.

Elle put, dès son arrivée, se soumettre à un traitement suivi. Tout fut parfaitement supporté, eau en boisson, bains, douches. Les digestions redeviennent faciles, tout marche au mieux; seulement, les grandes chaleurs de l'été gênèrent beaucoup ma malade, et une sorte de saturation, produite en partie par la haute température et en partie par la longueur du traitement (il dura cette fois six semaines), se produisit quelques jours avant son départ.

A son retour dans son pays, Mlle X .. éprouva encore quelques dérangements dans sa santé, quelques vomissements; mais tous ces petits accidents disparurent bientôt. L'hiver a été excellent, et j'ai reçu à plusieurs reprises les nouvelles les plus satisfaisantes de sa santé.

Tout malade atteint d'affection cancéreuse ne se trouve pas bien du traitement des eaux de Pougues. Aussi, règle générale, ne doit-on pas y soumettre aucun malade de ce genre ou soupçonné de l'être. Dans tous les cas, ce serait en prenant les plus grandes précautions et en établissant la surveillance la plus active que le médecin pourrait autoriser un malade chez lequel il soupçonnerait un commencement d'une de ces affections à suivre un traitement.

Mon excellent ami le docteur Barth m'avait adressé une dame qui avait éprouvé plusieurs hémorrhagies stomacales noirâtres, avait le teint un peu jaune, avait parfois des douleurs assez vives à l'épigastre ; elle fut traitée ainsi, surveillée avec soin, et parut obtenir un résultat favorable de son traitement.

Des affections du foie.

DE L'ENGORGEMENT DU FOIE.

Une maladie assez fréquente est l'engorgement du foie, succédant soit à une affection aiguë, l'hépatite, inflammation du foie, ou plus souvent survenant graduellement d'une manière latente. Cet engorgement est caractérisé par un développement plus ou moins considérable du foie, constaté à la palpation de la région du foie et surtout à la percussion qu'il faut faire avec beaucoup de soin. Le lobe gauche prend souvent part à cet engorgement. Les symptômes sont des douleurs plus ou moins vives à la région du foie, souvent obtuses, et s'irradiant parfois du côté de l'épaule droite, de l'ictère, qui ne se présente pas toujours, des troubles digestifs. Cet engorgement peut faire suite à des fièvres intermittentes rebelles. Le foie participe alors à l'engorgement de la rate. Il peut se présenter dans ces deux organes une stase sanguine, souvent consécutive d'affections gagnées dans les pays chauds. Le traitement de Pougues a une très-grande action dans ces engorgements ; cette action est tout aussi puissante que celle qui peut être obtenue à Vichy. Il représente, en effet, une médication reconstituante énergique, déjà très-efficace pour la dyspepsie qui l'accompagne le plus souvent, et de plus une médication résolutive dont les effets, soit primitifs, soit constitutifs, sont très-marqués. Nous voyons immédiatement survenir une amélioration notable dans les symptômes ; la santé générale se transforme pendant le traitement, et plus tard l'engorgement diminue et met parfois un temps assez long à disparaître. Souvent il faut plusieurs saisons pour le faire disparaître entièrement.

Observations.

ENGORGEMENT DU FOIE. — EXOPHTALMIES. — GOÎTRE. — PALPITATIONS NERVEUSES. — PERTES UTÉRINES.

Mme R..., âgée de quarante-quatre ans, d'un tempérament nervoso-bilieux, anémique, a eu dans sa famille des affections du foie; deux de ses tantes en sont mortes Cette dame a été atteinte d'une métrorrhagie grave en 1850, suivie d'une anémie qui persiste depuis cette époque. En 1858, Mme R... a présenté une érosion au col de l'utérus, maladie pour laquelle elle a subi divers traitements; des cautérisations, avec la solution concentrée de nitrate d'argent, ont fait disparaître cette affection. Dans les années 1861, 1862 et 1864, la maladie ayant reparu, on eut recours au même traitement Dans l'hiver de 1865 à 1866, Mme R... a fait une grave maladie, qu'on a attribuée à une hépatite aiguë, pour laquelle elle a été soumise à un traitement très-actif. Mme R... a éprouvé une rechute de cette affection dans l'hiver suivant. A cette affection sont venus se joindre des accès de fièvre intermittente d'une grande violence, une grippe intense et des pertes utérines assez fréquentes. Mme R. . a été soumise à beaucoup de médications. Indépendamment du sulfate de quinine, des antispasmodiques, des toniques de tout genre, elle a été plusieurs années aux eaux dans les Pyrénées, à Vichy, qui auraient surtout provoqué des pertes, d'après l'opinion de la malade. Une amélioration de dix à quinze jours survient, qui est bientôt suivie d'un état morbide, caractérisé surtout par des douleurs dans la région du foie; quelquefois une teinte ictérique de la peau, des pertes utérines et de grandes faiblesses consécutives. Enfin, Mme R... arrive à Pougues au mois de juin 1867, relativement mieux, dit-elle, mais très-pâle, anémique, éprouvant des douleurs dans la région hépatique qui présente un engorgement notable; les yeux sont saillants; un goître commençant est manifeste; des palpitations du cœur sont fréquentes sans lésion notable du côté de cet organe; mais la malade est très-affaiblie et a souvent de la fièvre.

Des bains, de l'eau à très-faible dose et d'abord coupée avec du sirop de gomme, tel est le traitement employé au début. Une amélioration sensible se manifeste dès le troisième jour. L'appétit est meilleur; la malade voit ses forces revenir.

Vers le huitième jour survient une de ces crises auxquelles Mme R... est sujette, consistant en fièvre, douleurs très-vives du côté du foie, suivies de selles bilieuses; mais cette fois on ne voit pas de vomissements, ce qui se présentait le plus souvent. Cette crise dure huit heures et est très-intense pendant deux heures; mais elle est bien moins longue que les crises habituelles, et surtout la malade éprouve beaucoup moins d'abattement après sa cessation. Le lendemain les règles apparaissent; elles sont très-abondantes et présentent les caractères d'une perte; mais le repos complet au lit, avec l'emploi de quelques compresses d'eau vinaigrée, l'arrête bientôt, sans que je sois obligé de recourir à des moyens plus énergiques. Mme R... peut après deux jours reprendre son traitement. Elle augmente graduellement la dose d'eau ingérée et arrive à trois verres matin et soir. Elle est soumise aux douches utérines, aux douches froides générales qu'elle supporte à merveille. Sa santé se transforme; elle prend chaque jour des forces nouvelles; son appétit est excellent; son teint devient naturel ; elle n'éprouve plus aucune douleur du côté du foie; enfin, Mme R.. , après trente jours de traitement, part tout à fait guérie, dit-elle. Depuis quinze ans elle n'a jamais été dans une situation aussi favorable.

Cet état de bien-être continue. Mme R... a éprouvé quelques petites crises très-courtes dans le courant de l'année suivante. Elle m'écrit qu'elle se trouve merveilleusement bien, fait usage de l'eau de Pougues chez elle pendant quelque temps, et revient au mois de juillet 1868 pour confirmer sa guérison. Elle est dans un état très-satisfaisant, relativement surtout à l'année précédente. Les bains, les douches, l'eau en boisson, viennent lui redonner une nouvelle force, et elle quitte Pougues après vingt-un jours, très-satisfaite d'être venue y renouveler sa provision de santé.

AFFECTION DU FOIE.

Mlle C..., âgée de vingt-huit ans, cuisinière, d'un tempérament lymphatique, a beaucoup travaillé et éprouvé de grands chagrins; elle a été prise pendant l'hiver de 1868, après un froid intense, de douleurs très-vives dans la région du foie, douleurs accompagnées de fièvre, d'ictère prononcé. Depuis cette époque (huit mois environ) elle a été presque constamment souffrante et souvent prise de crises très-violentes. Les purgatifs répétés la soulagent. Elle arrive à Pougues dans un état de malaise très-pénible, les traits tirés, sans force. Mlle C... prend l'eau en boisson à dose faible d'adord, mais progressivement croissante, un bain tous les deux jours. Sous l'influence de ce traitement, les forces reviennent en même temps que l'appétit, la douleur persistante du côté du foie diminue. Dans les trois premières semaines de son séjour deux ictères apparaissent subitement et disparaissent au bout de quelques jours. Des purgatifs légers sont ajoutés au traitement. Aux bains et à l'eau prise en boisson, je joins ensuite le traitement hydrothérapique. Les douches froides donnent du ton à la malade et la fortifient. Enfin, après six semaines passées à Pougues, Mlle C... part, digérant parfaitement bien, n'éprouvant plus aucune douleur à la région du foie, engraissant, le teint frais, pleine de force et de santé.

ENGORGEMENT DU FOIE PAR SUITE D'UN SÉJOUR PROLONGÉ DANS LES PAYS CHAUX. — DYSPEPSIE.

Mme D..., âgée de quarante-huit ans, a contracté dans l'Amérique centrale une affection du foie grave, qui avait compromis son existence. Elle est revenue en France depuis plusieurs années déjà; elle souffre toujours et traîne une vie assez pénible. Cette dame ne voulut pas aller à Vichy où son médecin avait voulu l'envoyer les années précédentes. Cette année elle est trouvée trop affaiblie pour s'y rendre. Enfin, elle se décide à venir à Pougnes dont les eaux réconfortantes pourront diminuer ses misères.

Mme D... arrive à Pougues pâle, amaigrie, souffrant de maux d'estomac continuels; ses digestions sont fort pénibles; la région du foie est tuméfiée et douloureuse. Elle n'a plus de force. L'eau, administrée à très-faible dose, est parfaitement supportée. Chaque jour elle prend un bain, et vers le milieu de la saison les bains sont remplacés par des douches générales, tièdes d'abord, puis froides. L'amélioration se prononce rapidement, l'appétit revient, les douleurs stomacales et hépatiques disparaissent, la tuméfaction du foie diminue sensiblement. Mme D... se félicite d'être venue à Pougues, et ne regrette qu'une chose, c'est de ne pas y être venue plus tôt pour y recouvrer la santé.

ENGORGEMENT DU FOIE.

M..., ouvrier forgeron, âgé de cinquante-six ans, d'une forte constitution, mais d'un tempérament bilieux, a beaucoup travaillé au feu des forges sans avoir jamais fait d'excès de boissons. Il est atteint depuis plusieurs années déjà d'une affection du foie que son travail au feu augmente. Il a le teint un peu ictérique ; la coloration de sa peau varie et augmente en même temps que les douleurs hépatiques s'exaspèrent. Il est souvent pris de vomissements bilieux et de selles de même nature, avec fièvre et douleurs atroces dans la région du foie, qui présente un développement notable. Les urines sont souvent ictériques, l'appétit a presque disparu, les jambes sont œdématiées ; il n'y a pas d'affection du côté du cœur, depuis long-temps il ne peut plus se livrer à son travail. Tel est sommairement l'état inquiétant que M... présente à son arrivée à Pougues au mois de juillet 1867. Le traitement employé consiste en eau, en boisson, bains généraux, douches tièdes, puis froides. L'appétit revient, la teinte jaune de la peau disparaît, ainsi que la douleur siégant à la région du foie et l'œdème des jambes. A l'anémie succède un état général de vigueur qui permet à M... de reprendre ses travaux après un mois de traitement. Il ne se reconnaît plus ; il a recouvré, dit-il, les forces de sa jeunesse.

DES CALCULS BILIAIRES. — DES COLIQUES HÉPATIQUES.

A côté de l'engorgement du foie nous plaçons une affection qui parfois l'accompagne, mais qui peut fort bien en être tout à fait indépendante. Ce sont les calculs biliaires, constitués par les deux éléments de la bile : la matière colorante et la cholestérine, qui viennent se former et se concréter dans les vaisseaux biliaires, y arrêter le cours de la bile et y produire par leur présence des douleurs atroces, appelées coliques hépatiques.

Le séjour de ces calculs dans la vésicule biliaire ne produit pas de symptômes douloureux ; on trouve souvent dans les autopsies des vieillards, des vieilles femmes surtout, une grande quantité de ces calculs dans la vésicule, sans que les sujets qui en sont porteurs n'aient jamais éprouvé de coliques hépatiques. Mais c'est le passage de ces calculs dans les conduits biliaires, l'irritation qu'ils y produisent et l'interruption du cours de la bile qui amènent ces coliques atroces que redoudent tant les malades. Le diagnostic des calculs biliaires ne peut s'établir que sur l'existence des coliques hépatiques et sur l'apparition des concrétions biliaires dans les matières alvines. C'est même le seul signe absolu ; mais il échappe souvent, parce que l'examen en est long, minutieux et désagréable. On peut encore asseoir son diagnostic sur l'apparition et la disparition soudaines de la crise, le caractère violent de la douleur, avec alternative de rémissions et d'exacerbations, sa tendance expulsive, son siége à l'hypocondre droit ou à l'épigastre tout en se dirigeant à droite, le rétablissement immédiat de la santé après les crises, les nausées et les vomissements, et enfin sur la coloration ictérique des urines et de la peau.

Je puis dire que ces atroces douleurs trouvent un amendement merveilleux dans le traitement que l'on fait subir à Pougues. Ce n'est pas la dissolution des calculs biliaires que l'on peut y chercher par l'administration des eaux ; mais elles produisent une action physiologique qui permet à l'organisme de s'en débarrasser plus facilement, surtout en empêche la formation ou la retarde, de manière à éloigner ces accès si pénibles et si douloureux. Parfois même on arrive aussi à obtenir une guérison complète.

Observation.

AFFECTION DU FOIE. — CALCULS BILIAIRES.

Mme X..., âgée de cinquante ans, d'un tempérament bilieux, a éprouvé de grands chagrins et souffre depuis plusieurs années déjà du côté du foie. Les douleurs sont à peu près constantes, seulement leur intensité varie. Mme X... a fait deux cures à Vichy, en 1863 et en 1866. La première lui a été assez favorable, mais la seconde ne lui a pas réussi ; elle l'a au contraire beaucoup fatiguée : elle a été huit mois à s'en remettre.

Mme X... arrive à Pougues au commencement de juillet 1868 ; son teint est jaune, un peu plombé. L'examen le plus attentif ne fait reconnaître aucune tuméfaction du côté du foie, région dans laquelle elle souffre, ainsi que du côté du dos. Mme X... est prise parfois de crises très-violentes qui ont bien de douze à vingt-quatre heures de durée et se traduisent par des douleurs intolérables vers la région du foie.

Elle est soumise à l'eau en boisson à dose croissante, aux bains quotidiens; puis plus tard aux douches froides, qu'elle supporte admirablement. Les douleurs disparaissent, les forces reviennent, la malade éprouve un mieux très-sensible; enfin tout va à merveille, lorsque le 25 juillet, après une course en voiture assez longue et par une chaleur extrême, Mme X... est prise d'une de ces crises hépatiques très-violentes qui la font se tordre sur elle-même. La durée de cette crise fut bien moins longue que celle qu'elle éprouvait avant son séjour à Pougues; de la région du foie la douleur s'irradiait dans toutes les parties environnantes, et semblait produite par le passage des calculs biliaires dans les conduits hépatiques.

Mme X... quitte Pougues le surlendemain encore un peu souffrante. Elle fut reprise à Paris de plusieurs autres crises hépatiques; c'était peut-être l'effet des eaux. Ces crises furent moins pénibles et eurent moins de durée que les précédentes. A la suite d'une de ces crises un calcul hépatique fut trouvé dans les selles, qui ont dû en présenter d'autres vraisemblablement. Quoi qu'il en soit, l'amélioration se dessine de plus en plus. Mme X... m'écrivait : « Les coliques nerveuses ont » disparu à peu près complètement, je me sens plus de force, mon » teint est moins jaune; enfin je me sens beaucoup mieux, et j'espère » que je ne m'en tiendrai pas là. » (21 août 1868) Tels sont les résultats obtenus chez Mme X...; ils sont concluants en faveur de Pougues.

Nous pouvons ajouter ici le traitement des engorgements de la rate, qui sont très-favorablement modifiés par les eaux de Pougues, surtout les engorgements consécutifs aux fièvres intermittentes. Tout en obtenant par ce traitement le dégorgement, si je puis ainsi parler, ou la réduction de cet organe, nous voyons en même temps disparaître ces fièvres rebelles qui reviennent sans cesse, affaiblissent les malades et les privent complètement de leurs forces en leur enlevant toute énergie et produisant chez eux une anémie très-marquée.

Observation

FIÈVRE INTERMITTENTE REBELLE.

M. R..., âgé de quarante-neuf ans, d'un tempérament sanguin, habite un pays marécageux où la fièvre intermittente règne endémiquement. Se nourrissant bien et prenant des précautions, il a pu ré sister long-temps à ces influences paludéennes. Acclimaté dans ce pays où il est né, il finit enfin par payer son tribut, et depuis deux ans il est pris de fièvres intermittentes qui ont été coupées par l'usage répété du sulfate de quinine; mais elles reviennent toujours. Sa constitution robuste est affaiblie, ses forces s'en vont, l'appétit se perd. Enfin M. R... arrive à Pougues très-souffrant, digérant fort mal et présentant un gonflement de la rate assez considérable.

Eau en boisson, bains, douches froides, tel est le traitement suivi. L'amélioration est rapide, le gonflement de la rate diminue. Une crise, caractérisée par des vomissements bilieux, des selles abondantes et la perte d'appétit, accompagnés de fièvre, survient. Un vomitif et le lendemain une bouteille de limonade de Rogé mettent fin à tous ces accidents. L'appétit revient de plus bel, le malade se sent fort et vigoureux et part après vingt-un jours de traitement présentant l'état le plus satisfaisant. La rate a à peu près repris son volume normal.

De la goutte, de la gravelle, du diabète et de l'obésité.

Plusieurs affections chroniques qui sont bien des affections générales peuvent être rattachées l'une à l'autre. Elles sont souvent engendrées par les mêmes causes, se transmettent héréditairement, et même on les voit se succéder dans leur transmission ; c'est-à-dire qu'un goutteux engendre un graveleux, un diabétique, et réciproquement, un graveleux un goutteux, etc.

DE LA GOUTTE.

La goutte est caractérisée physiologiquement par une anomalie de l'oxydation des principes azotés contenus dans le sang, anatomiquement par la présence en excès de l'acide urique dans le sang, par le dépôt d'urate de soude sur les surfaces articulaires et à l'intérieur des articulations et dans quelques autres parties de l'économie, pathologiquement par les fluxions inflammatoires articulaires, occupant surtout les petites articulations, très-particulièrement celles du pied et surtout celles du gros orteil, qui se reproduisent à des intervalles plus ou moins rapprochés; c'est alors la goutte aiguë se produisant par accès. D'autres fois, elle procède par des manifestations continuelles, ordinairement encore sujettes à des exarcerbations passagères; c'est la goutte chronique. D'autres fois encore, les déterminations de la goutte peuvent avoir lieu vers d'autres appareils ou tissus organiques; c'est alors la goutte irrégulière ou anomale. Enfin surviennent des accidents de goutte; ce sont des actes pathologiques de toute sorte qui se produisent du côté de la tête, de la poitrine, des organes abdominaux, etc.

Indépendamment de l'acide urique qui se trouve dans le sérum du sang, si l'on examine le sang non récent et déjà décomposé, l'acide urique se trouve remplacé par l'acide oxalique; ce qui montre que l'acide oxalique se forme dans l'organisme, non par l'oxydation des matières sucrées, mais par la décomposition de l'acide urique. L'acide urique se retrouve également dans le sérum des vésicatoires. On trouve également l'urée dans le sang des goutteux en quantité anormale, moins cependant que dans l'albuminurie. Indépendamment de l'urate de soude qui se trouve à la surface des articulations, qui, pendant la vie, avaient été douloureuses, les altérations des reins sont très-communes chez les goutteux.

On trouve parfois une néphrite albumineuse, ou seulement dans les reins, de l'urate de soude ou de la gravelle urique, c'est-à-dire des dépôts de petits grains d'acide urique.

La goutte forme une des grandes divisions des arthritides de M. Bazin, grande diathèse à laquelle se rattachent une foule d'affections des muqueuses de la peau, des articulations. Quoi qu'il en soit des cadres dans lesquels on peut faire entrer la goutte et des lésions matérielles qu'elle peut présenter, c'est bien une affection générale constitutionnelle, pour laquelle il faut des remèdes généraux, s'adressant à l'organisme tout entier, qui viennent le modifier d'une manière avantageuse. Aussi, disons-nous que nos eaux ont une action favorable sur la goutte.

L'observation suivante prouvera leur effet modificateur sur cette affection et les autres phénomènes morbides qui l'accompagnaient.

Observation.

GOUTTE. — DYSPEPSIE FLATULENTE. — SCROFULE. — OBÉSITÉ.

M. R..., âgé de quarante-quatre ans, d'un tempérament éminemment lymphatique, est à la tête d'un établissement industriel important à Paris, ce qui lui fait mener une vie très-sédentaire. Il a, depuis long-temps, des digestions très-lentes, très-pénibles, accompagnées de développement de gaz, qui lui occasionnent beaucoup de souffrances. En outre, il est atteint, depuis long-temps déjà, d'accès de goutte toujours très-douloureux et souvent très-prolongés; en outre, M. R... porte à la région cervicale des engorgements de ganglions assez considérables. Il a eu souvent des douleurs rhumatismales erratiques qui, jointes à ces accès de goutte, l'ont beaucoup fait souffrir; le moindre refroidissement ramène ces douleurs.

M. R... arrive à la fin de mai; je me contente de lui prescrire de l'eau en boisson et nos bains alcalins.

L'appétit, qui était à peu près perdu à son arrivée, revient promptement ainsi que les forces qui avaient presque disparu. L'embonpoint

mou et lymphatique du malade diminue notablement ; enfin l'amélioration la plus franche se déclare.

Après trois semaines de traitement suivi avec soin et régularité,
M. R... fut un matin pris d'une douleur très-vive dans un des gros
orteils. C'était pour lui l'indice d'un de ces accès de goutte si redoutés;
le dernier l'avait tenu cloué sept semaines sur le lit. Il m'envoie
chercher à la hâte ; je trouvai mon malade tout découragé ; les quatre
symptômes *rubor*, *calor*, *tumor* et *dolor* étaient caractéristiques.

Je le rassurai et lui promis que ces accidents disparaîtraient promptement. Le traitement qu'il suivait, loin d'aggraver son état, était pour
moi une garantie du peu de durée des symptômes. En effet, quelques
heures plus tard, M. R... pouvait quitter son lit, et, dans l'après-midi,
il venait boire à la source ; le lendemain, il ne restait plus de traces
d'accès.

Après un mois de traitement, M. R... quittait Pougues fortifié,
digérant parfaitement, présentant enfin l'état le plus satisfaisant,
résultat que Vichy était loin de lui avoir procuré l'année précédente.

DE LA GRAVELLE.

La gravelle est constituée par des concrétions qui se forment
dans les reins et la vessie et produites le plus souvent par un
excès d'acide urique ou d'urate de soude qui se précipite au
fond du vase après l'émission des urines. Cette poussière ou ce
sable se réunit et forme des graviers. La gravelle marche de
pair avec la goutte. On ne peut s'empêcher de voir dans l'une
et l'autre maladie la manifestation d'une diathèse commune,
se combinant, s'alternant, se substituant l'une à l'autre, et
reconnaissant souvent une origine héréditaire. Les mêmes
causes, du reste, les produisent : régime généralement trop
animalisé, défaut d'exercice. Seulement la gravelle qui,
comme la goutte, peut se manifester dès le jeune âge, se présenterait plus généralement dans la seconde moitié de la vie;
elle pourrait aussi s'acquérir et provenir d'un genre de vie
trop sédentaire. Elle semblerait en quelque sorte venir tout
naturellement de la composition de l'urine, se chargeant de

plus en plus d'acide urique et devenant ainsi graveleuse, parce que les organes n'ont plus la même vigueur et se laissent ainsi charger de sels qui, dans un âge moins avancé, auraient été éliminés par la sueur et les autres émonctoires de l'économie.

Cette affection produit des douleurs rénales se propageant du côté des uretères et de la vessie, des coliques néphrétiques atroces provenant du passage des graviers dans les reins, les uretères; l'hématurie en est parfois la conséquence; en outre, des nausées, des vomissements accompagnent souvent ces coliques. La présence de ces graviers dans les reins peut amener la néphrite, c'est-à-dire l'inflammation des reins. Cette inflammation présente différentes formes que je ne puis analyser ici.

La gravelle urique est beaucoup plus fréquente que la gravelle oxalique.

Autrefois, on attribuait généralement cette dernière à l'introduction directe de l'acide oxalique par l'alimentation et à la réduction imparfaite qu'il subit dans le sang. Mais on est revenu de ces théories chimiques, qui ne sont plus satisfaisantes.

Golding Bird dit avec raison que puisqu'un excès d'urée et même d'acide urique coexiste dans beaucoup de cas avec les dépôts d'oxalate de chaux, il est très-probable que l'un ou l'autre de ces états exceptionnels est produit par la même influence morbide. De plus, lorsqu'on se rappelle la relation chimique très-remarquable qui existe entre l'acide urique, l'urée et l'acide oxalique, aussi bien que la faculté avec laquelle le premier de ces corps se convertit dans le dernier, n'est-il pas légitime de supposer que la maladie en question peut être regardée comme une forme de ce qui a été appelé avec raison par le docteur Willis *azoturie,* maladie caractérisée principalement par un excès d'urée et dans laquelle la chimie vitale du rein a converti en acide oxalique une partie de l'urée ou des éléments qui, dans l'état normal, eussent dû constituer cette substance?

Lorsqu'un graveleux se soumet à un traitement convenable, s'il ne guérit pas toujours, il peut toujours réduire sa maladie à des manifestations légères ou même insignifiantes. S'il néglige sa maladie, celle-ci peut aboutir à la pyelite, par suite, à des désordres considérables dans les reins, ce qu'il est facile d'éviter. Les eaux de Pougues paraissent être un des meilleurs moyens employés pour empêcher ces désordres. Il y a bien long-temps qu'elles sont employées avec succès contre la gravelle, et j'ose dire qu'elles sont souveraines dans cette affection.

Maintenant, comment agissent-elles? Autrefois on croyait que les eaux alcalines parvenaient à dissoudre les graviers dans les reins; mais la gravelle se reproduit indéfiniment, et il ne s'agit pas de dissoudre les graviers, mais d'en prévenir la formation. « Or, comme l'observation nous a appris, dit » M. Durand Fardel, que dans les anomalies de l'assimilation » qui constituent la diathèse urique (goutte, gravelle), la dia- » thèse glycosurique (diabète), la diathèse graisseuse (obé- » sité), un des meilleurs moyens de ramener l'assimilation à » ses conditions normales est d'activer l'hématose pulmo- » naire, l'hématose cutanée, la circulation sanguine, où » s'opèrent les métamorphoses organiques et les sécrétions en » général, ou, en d'autres termes, d'élever au plus haut degré » d'activité physiologique l'ensemble des fonctions organiques » qui se relient aux phénomènes chimiques qui président à » l'accomplissement des métamorphoses. Il est présumable » que les eaux minérales appropriées n'agissent pas autrement, » et que leur action en pareil cas n'est pas une action chimi- » que spéciale et immédiate sur les produits de l'anomalie, » mais une action médiate qui s'exerce dans le sens du réta- » blissement de l'assimilation des principes contenus dans le » milieu sanguin. »

Au reste, M. Mialhe, qui rejette toute idée de dissolution directe des graviers, expose de la manière suivante la définition de la médication alcaline opposée aux conditions productrices de la gravelle : « Il est permis, croyons-nous, d'affirmer » aujourd'hui avec certitude que les alcalis qui circulent » dans le sang, engagés dans des combinaisons peu stables, » sont la cause de l'oxydation de toutes les substances alimen- » taires, et comme conséquence de cette intervention chimi- » que indispensable, que c'est à une insuffisance d'alcali dans » le fluide sanguin, d'une part, et à une alimentation exagérée, » d'autre part, que la formation des calculs de cholestérine, » d'acide oxalique, d'acide urique et de ses congénères, doit » être rapportée. Le seul remède à opposer à ces trois genres » de calculs est donc le traitement alcalin, etc. »

Les eaux de Pougues, comme alcalines, comme reconstituantes, ont une action évidente dans le traitement de cette affection. C'est un fait avéré depuis long-temps, que nous pourrions du reste prouver par une masse de faits. Nous voulons nous borner à un très-petit nombre. J'ajouterai que ces eaux alcalines, ayant une action très-marquée sur la sécrétion urinaire, qu'elles augmentent beaucoup, doivent entraîner dans cette sécrétion une certaine quantité de sable, d'acide urique, et débarrasser les reins et la vessie des graviers qui tendraient à s'y accumuler. C'est une espèce de lessivage qu'il faut prendre en certaine considération.

Observations.

GRAVELLE.

M. G..., âgé de dix-neuf ans, d'un tempérament lymphatico-sanguin, est tourmenté, depuis deux ans au moins, par des coliques néphrétiques très-intenses. Ce jeune homme est tellement souffrant et il éprouve des coliques tellement répétées et intenses, qu'il a été obligé de renoncer à une carrière pour laquelle il avait beaucoup d'attrait ; il est devenu chagrin, hypocondriaque, n'a de goût à rien. Ses urines sont très-chargées d'acide urique.

L'eau en boisson, les bains quotidiens améliorent rapidement [son état ; les douches froides auxquelles je le soumets le fortifient ; ses douleurs néphrétiques ne reparaissent plus, il reprend sa gaieté et quitte Pougues après un mois‘ de traitement, n'éprouvant plus aucun malaise et ne ressentant plus aucune atteinte de l'affection qui l'y avait amené.

GRAVELLE. — CATARRHE VÉSICAL. — DYSPEPSIE.

M. M..., âgé de quarante-six ans, d'origine goutteuse, d'un tempérament sanguin, a eu des peines et des chagrins qui ont contribué à déranger ses fonctions stomacales. De plus, il a éprouvé des coliques néphrétiques très-intenses, a rendu souvent du sable graveleux, et une fois un gravier assez gros d'oxalate de chaux. Il éprouve encore des douleurs assez vives dans la vessie ; ses urines, en outre, sont souvent épaisses et muqueuses. M. M... vient chercher à Pougues le remède à toutes ces misères. Eau en boisson, bains généraux, bains de siége à eau courante, tel est le traitement qu'il suit avec soin et qui améliore rapidement son état. Les douleurs stomacales et néphrétiques disparaissent, l'urine devient claire et limpide, la digestion se fait bien, et le malade part après vingt-un jours dans un état fort satisfaisant.

DU DIABÈTE.

Le diabète est une maladie qui se caractérise par le défaut habituel d'assimilation du sucre contenu dans le sang. Le sucre contenu dans le sang reconnaît deux origines : 1° l'introduction directe par l'alimentation ; 2° la formation dans le foie à l'aide d'un ferment particulier, auquel M. Claude Bernard, le célèbre physiologiste, a donné le nom de matière glycogène. Suivant quelques physiologistes, la formation du sucre a lieu dans l'ensemble de l'organisme par une matière glycogénique répandue partout, mais ayant son origine réelle dans l'alimentation.

Le passage du sucre dans l'urine ne peut provenir que de

l'accumulation de ce principe dans le sang, qui y aurait été introduit en trop grande quantité, ou n'y serait pas détruit d'une manière suffisante.

Maintenant, si le diabète est le produit du défaut de réduction du sucre dans le sang, quelle én est la cause? M. Mialhe, qui l'attribuait autrefois seulement à un défaut d'alcalinité suffisante dans le sang, rendant impossible la destruction complète de la glycose dans l'économie animale, a un peu modifié ses idées. Aujourd'hui, tout en pensant toujours que c'est par l'intervention des alcalis du sang que la glycose et ses congénères se décomposent, s'oxydent, brûlent et deviennent de véritables éléments caloriques, M. Mialhe croit que la cause première de la glycosurie ne réside pas tout entière dans une composition anormale du sang, mais bien dans une affection essentiellement nerveuse; seulement, suivant lui, cette affection ne serait pas limitée au nerf pneumo-gastique, comme le professe M. Claude Bernard; ce serait une névrose générale. Le diabète serait une névropathie chronique affectant tous les nerfs qui président aux sécrétions.

Suivant M. Marchal de Calvi, le diabète est consécutif à la diathèse urique, à la présence de l'acide urique en excès dans le sang.

Quoi qu'il en soit de ces théories, qui ne font que reculer l'inconnu, elles nous font mieux saisir l'affinité qui existe entre les diathèses goutteuse, graveleuse et diabétique. Nous voyons chaque jour des causes communes produire ces différentes affections. Seulement le diabète étant une affection générale qui désorganise plus profondément l'organisme par suite des perturbations qu'elle y occasionne, amène à sa suite des lésions plus profondes, elle devient plus hyposthénisante, produisant des déperditions considérables. Nous voyons survenir des lésions profondes des poumons, la tuberculisation, la cataracte, occasionnée par la lésion du nerf optique, etc.

Les symptômes de la glycosurie se traduisent d'abord par

une soif exagérée et une augmentation correspondante des urines, puis à la suite l'affaiblissement général et l'amaigrissement. L'haleine prend souvent une odeur fétide ; mais le symptôme caractéristique est l'émission des urines sucrées, dont la densité augmente.

La densité normale de l'urine est de 1,017, d'après Becquerel, ou mieux dé 1,015 à 1,022. M. Bouchardat prend généralement la moyenne de 1,020, ce qui fait un chiffre rond. Dans la glycosurie, la densité de l'urine augmente; elle atteint communément le chiffre de 1,030 à 1,040 ; elle peut s'élever jusqu'à 1,074.

Je ne parlerai ici que pour mémoire des accidents que l'on voit survenir chez les diabétiques, furoncles, anthrax, phlegmons et gangrène. Les opérations chirurgicales réussissent rarement chez eux. Une discussion savante a été engagée à ce sujet à la société de chirurgie, et le plus grand nombre des membres de cette société ont paru se ranger à l'avis de M. le professeur Verneuil, qui émettait l'opinion que les chirurgiens devaient autant que possible s'abstenir de toute opération chirurgicale chez les diabétiques.

Les eaux de Pougues, comme reconstituantes, paraissent avoir une action très-favorable dans cette maladie. Le régime animalisé et l'abstention des aliments féculents et sucrés doivent avant tout être prescrits. Mais, sous l'influence de nos eaux, nous voyons immédiatement disparaître en quelque sorte le sucre des urines, et cette amélioration persister encore long-temps après la cessation du traitement minéral. Nous pouvons donc dire que si le traitement de Pougues ne guérit pas complètement le diabète, il suspend la sécrétion glycosurique et rend des services signalés, dans ce genre d'affections, puisqu'à mesure que le sucre diminue dans l'urine les différents symptômes de la maladie diminuent dans la même proportion, l'appétit renaît, les digestions se font mieux et les forces reviennent, etc.

Observation.

DIABÈTE.

Mme H..., âgée de cinquante ans, d'un tempérament lymphatique, très-replète, née d'un père graveleux, encore réglée, est prise dans l'été de 1863 de douleurs vives dans le membre abdominal gauche, avec faiblesse générale, courbatures. Les urines furent examinées et donnèrent 9 p. 0/0 de sucre. Mme H... fut soumise à un régime alimentaire très-substantiel, à l'usage des eaux de Vichy et des amers. Son état ne fut pas sensiblement modifié par les divers traitements auxquels elle fut soumise, et dans le mois de juin 1867 elle me fut adressée à Pougues dans un état d'anémie très-prononcé, très-affaiblie, marchant très-difficilement, par suite des douleurs qu'elle ressentait dans les jambes et présentant des signes de glycosurie très-prononcés, ses urines contenant 10 p. 100 de sucre.

L'état diabétique fut bien vite modifié par l'usage des eaux ; les forces reviennent ainsi que l'appétit; bien entendu que le régime animal est suivi autant que possible. Après douze jours de traitement nous n'avions plus que quelques traces de glycose : 1 p. 100. Les bains, les douches froides surtout donnèrent de la force à notre malade, et elle partit après un mois de traitement. Elle retourna dans son pays et fut très-attentivement suivie par le médecin qui lui donnait précédemment ses soins. Du mois de novembre au mois de mars 1868, trois analyses des urines furent faites et ne donnèrent que quelques traces insignifiantes de glycose.

Mme H..., se trouvant parfaitement bien de son traitement de Pougues, ne jugea pas convenable d'y revenir une seconde année, pensant qu'elle n'en avait pas besoin; nous croyons qu'en ceci elle s'est trompée.

Je pourrais relater l'observation d'une dame glycosurique à un haut degré. Elle a retrouvé la santé à Pougues il y a long-temps déjà. Chaque année elle revient consolider sa guérison et son état est très-satisfaisant.

DE L'OBÉSITÉ. — DE LA POLYSARCIE.

Les matières grasses contenues dans l'économie ont une double origine : l'introduction directe de la graisse par l'alimentation, laquelle paraît se faire exclusivement par les chylifères, après leur émulsion par le suc pancréatique, la bile et les sécrétions intestinales spéciales, et la transformation en graisses des matières sucrées et féculentes, transformation démontrée par Liébig et très-bien étudiée par M. Claude Bernard, qui s'exprime ainsi : « Il ne reste pas » de doute sur ce fait que les matières sucrées arrivées par la » veine porte ne traversent pas le foie, mais occasionnent » dans cet organe la production de cette matière nouvelle qui » donne aux liquides cette apparence blanchâtre, et qui » paraît une matière grasse unie à une substance protéique. » D'après cela, nous voyons grandir le rôle et l'importance » du foie. Ce n'est plus seulement la sécrétion biliaire que » nous aurons à envisager dans cet organe, nous y trouve- » rons en outre deux fonctions distinctes, d'importance capi- » tale, et qui sont la production de la graisse aux dépens des » matières féculentes et sucrées, et la production du sucre » aux dépens des matières albuminoïdes. »

Les matières grasses de l'économie appartiennent à la grande classe des aliments respiratoires ou hydrocarbonés ; c'est dans le tissu adipeux qu'elles s'accumulent. Ce n'est qu'au point de vue du développement qu'il peut acquérir que ce tissu intéresse la pathologie. La région abdominale devient souvent le siége d'une obésité locale qui peut acquérir des dimensions énormes et qui peut parfois se développer en dehors de la polysarcie générale. Quoi qu'il en soit, cette obésité locale ou générale devient très-gênante ; elle produit de la pesanteur, de la gêne dans les mouvements, un embarras dans la circulation générale, et ses progrès incessants finissent par entraîner une véritable *cachexie graisseuse*. On peut dire qu'il y a un défaut de proportion entre la quantité des matières hydrocarbonés ingérées et la quantité d'oxygène absorbée.

D'après Bence Jones, il y au moins trois conditions différentes suivant lesquelles les dépôts graisseux peuvent se former. Dans la première, la graisse paraît se développer par suite d'un excès de nourriture grasse ou d'aliments pouvant se convertir en graisse ; dans ce cas la proportion d'oxygène qui pénètre dans l'organisme est insuffisante pour oxyder la matière grasse, et conséquemment elle s'accumule et se dépose dans le tissu cellulaire. 2° La graisse se dépose sans qu'il y ait introduction d'un excès de principes gras, mais lorsque les conditions d'oxydation locale ou générale sont assez réduites pour que la proportion des substances introduites et propres à fournir de la graisse ne puisse être complètement oxydée. 3° La graisse s'accumule et peut se déposer lorsque, par suite d'une oxydation imparfaite, les substances azotées : albumine, fibrine, gélatine, ne se transforment pas, parmi les substances alcalines, acides et neutres, en urée et sucre, en acide carbonique et eau, mais donnent naissance à des produits gras de décomposition, en conséquence d'un abord insuffisant d'oxygène.

On devient obèse par hérédité, par défaut d'exercice, par une alimentation féculente. Aussi l'exercice, une alimentation sèche, viandes dépouillées de graisse, conviennent en pareil cas. L'hydrothérapie, qui vient donner du ton et rétablir les fonctions de la peau, est tout à fait indiquée. En outre, les eaux minérales, telles que celles de Pougues, qui donnent un ton particulier aux organes et activent l'assimilation, produisent un effet excellent.

Observations.

OBÉSITÉ. — ENGORGEMENT DU FOIE.

Mme M..., âgée de trente-huit ans, a un engorgement du foie pour lequel elle a été à Vichy l'année précédente. Elle vient cette année à Pougues dans un état de faiblesse assez grand, dit-elle, mais surtout présentant une obésité excessivement marquée, qui gêne ses mouvements, l'empêche de respirer et lui occasionne beaucoup de souffrances. Elle est soumise à l'eau en boisson à dose croissante, aux bains, aux douches froides, et sous l'influence de ce traitement l'appétit renaît, les forces reviennent, l'obésité diminue d'une manière très-notable, enfin l'état général devient très-satisfaisant, et Mme M... quitte Pougues dans un état de bien-être qu'elle ne connaissait plus.

OBÉSITÉ.

Une autre dame qui était venue à Pougues dès 1866, principalement pour combattre une obésité considérable qui la gênait extrêmement, le quitta après un mois de traitement dans un état d'amélioration très-marqué. Elle revint en 1867 pour continuer son traitement. Son obésité était beaucoup diminuée depuis l'année précédente, et le traitement qu'elle subit, tout en la tonifiant et améliorant son état général. continua à la débarrasser de cet excès de graisse qui était pour elle plus qu'une gêne, mais une maladie.

De la néphrite albumineuse.

La néphrite albumineuse est principalement caractérisée pendant la vie par la présence d'une quantité notable d'albumine (avec ou sans globules sanguins) dans l'urine, par une moindre proportion de sels et d'urée dans ce liquide, dont la pesanteur spécifique est toujours plus faible que dans l'état sain ; enfin par la coïncidence ou le développement ultérieur d'une hydropisie particulière du tissu cellulaire et des membranes séreuses. La présence ou plutôt l'augmentation de l'urée dans le sang correspond à sa diminution dans l'urine. Cette urée, en excès dans le sang, se transformerait en carbonate d'ammoniaque; ce serait un véritable empoisonnement spontané, d'où le nom d'*urémie* donné à ce degré de l'affection, caractérisé par l'amaurose ou l'amblyopie, des accidents cérébraux convulsifs ou apoplectiformes, quelquefois des symptômes du côté de la poitrine. Ces accidents amènent promptement la mort.

Il est évident que les eaux minérales, en présence des accidents de cette gravité, ne peuvent rien. Nous avons vu une malade arriver à Pougues présentant des accidents d'urémie très-prononcés. Anémique, presque complètement aveugle, rendant des urines excessivement chargées d'albumine, elle ne put faire aucun traitement, et mourut rapidement par suite d'accidents pulmonaires.

Nous avions ici un empoisonnement général; mais quand l'affection n'est guère qu'à son début, les eaux de Pougues, éminemment toniques et fortifiantes, peuvent replacer l'organisme dans de meilleures conditions, et lui permettre de lutter contre cet empoisonnement qui tend à devenir général. Quand on peut y joindre l'hydrothérapie, on arrive encore à donner à l'économie tout entière plus de ton et d'énergie. On voit alors les forces revenir, la quantité d'albumine secrétée dans les urines diminue, l'appétit devient meilleur. On peut ainsi produire au moins un temps d'arrêt dans la marche de l'affection. Il y a d'autant plus de chances de réussir que l'on se trouve placé plus près du début de la maladie.

Du catarrhe de vessie.

Si les eaux de Pougues n'ont pas une action très-manifeste sur la néphrite albumineuse, n'agissant sur cette affection que comme reconstituantes et diurétiques, il est une autre maladie sur laquelle elles opèrent un effet très-remarquable : c'est le catarrhe de la vessie.

Nous voyons arriver à Pougues des vieillards atteints de catarrhe de vessie, rendant des urines boueuses, ammoniacales ; l'émission de ces urines est le plus souvent douloureuse et incessante. Sous l'influence de nos eaux, éminemment diurétiques, nous les voyons rapidement perdre cette odeur ammoniacale, redevenir presque transparentes ; puis les douleurs vésicales disparaissent, la fréquence de l'émission diminue, l'appétit qui était perdu revient avec les forces et la gaieté ; c'est une transformation complète. Nous nous trouvons très-bien en pareil cas des bains de siége à eau courante, qui, d'abord un peu tièdes, sont bientôt donnés froids. L'incontinence d'urine sans catarrhe très-marqué, tenant à la faiblesse des organes urinaires, se trouve également bien de ce traitement.

Si l'inflammation catarrhale de la vessie se propageait jusqu'aux reins, nous voyons encore une action manifeste se produire.

Observations.

CATARRHE VÉSICAL INTENSE. — AFFAIBLISSEMENT GÉNÉRAL. — ANÉMIE TRÈS-MARQUÉE.

M. P...., âgé de soixante-deux ans, d'un tempérament bilieux, éprouvé par de grands chagrins, est atteint depuis long-temps d'un rétrécissement de la région prostatique de l'urètre, qu'il traite par l'introduction de bougies. Depuis sept mois, il a en plus un catarrhe vésical intense, qui se traduit par des douleurs très-pénibles dans la région vésicale, des envies fréquentes d'uriner et l'émission d'une urine épaisse, floconneuse, laissant déposer une très-grande quantité de muco-pus. L'état général est déplorable, le teint est jaune, la fièvre presque continue, l'amaigrissement très-prononcé et la nutrition se fait fort mal.

M. P... arrive à Pougues au mois de juillet 1867 dans un état effrayant, portant en outre à la région périnéale une tumeur qui prend successivement du développement et se termine par un abcès urineux que je fus forcé d'ouvrir. Cet abcès avait été, à mon avis, déterminé par des tentatives d'introduction de la bougie qui avait fait une fausse route

4

Je fus obligé de tenir au lit ce malade pendant la première moitié de son séjour à Pougues. Il faisait néanmoins usage de l'eau comme boisson, à faible dose et progressivement croissante. Cette médication produisit une grande amélioration dans le catarrhe vésical. Les urines s'éclaircirent, s'améliorèrent rapidement, les douleurs vésicales s'apaisèrent. Une fistule urinaire, qui s'amoindrit progressivement, persista à la suite de l'ouverture de l'abcès et n'empêcha pas le malade de suivre un traitement plus actif, d'aller prendre à l'établissement des bains entiers et des bains de siége. Je vis ainsi progressivement disparaître le catarrhe vésical et en même temps les forces revenir. Enfin, M. P... quitte Pougues après trente jours, dans un état fort satisfaisant, portant encore néanmoins une légère fistule, qui lors de l'émission des urines n'en laissait écouler qu'une très-faible quantité, fistule dont il a dû se faire traiter ultérieurement.

GRAVELLE. — CATARRHE VÉSICAL CONSÉCUTIF.

M. de L..., âgé de soixante ans, bien constitué, a été atteint de gravelle qui a amené chez lui la pierre; il a subi une opération de lithotritie il y a quatorze mois, et à la suite de cette opération il lui est resté un catarrhe de vessie qui le fait beaucoup souffrir. Ce malade m'est adressé par M. le docteur Vigla, qui sait par expérience combien nos eaux réussissent dans ce genre d'affections. Le catarrhe est très-promptement modifié par le traitement, qui consiste en eau, en boisson, bains généraux, bains de siége à eau courante. L'amélioration est excessivement sensible. Après quinze jours de traitement et une marche un peu longue, M. de L... fut pris d'un accès de fièvre et rendit à la suite, avec ses urines, un caillot sanguin, sans avoir éprouvé de souffrances du côté des reins ni de la vessie. Je crus néanmoins devoir suspendre un peu le traitement et le modérer ensuite; aucun accident nouveau ne survint. M. de L... reprend l'eau à la même dose qu'auparavant, trois verres matin et soir, et part après trois semaines de séjour, complètement rétabli.

CYSTITE CATARRHALE. — GONFLEMENT DE LA RATE. — FIÈVRE INTERMITTENTE CONSÉCUTIVE.

M. X..., âgé de soixante-deux ans, d'une constitution nerveuse et délicate, nous est adressé, en 1867, par des honorables confrères pour être traité d'une cystite catarrhale en voie de guérison, mais dont il souffre encore. Il présente en outre un très-léger gonflement de la rate.

Les urines déposent du mucus; une sensibilité assez vive existe encore du côté de la vessie. Bains, eau de Pougues en boisson. Après huit jours de traitement, M. X... fut pris d'une fièvre intense, accompagnée de vomissements; le ventre est très-sensible, et le gonflement de la rate est devenu beaucoup plus manifeste. La douleur était tellement intense, que je crus devoir faire une application de sangsues *loco dolenti*, ce qui l'apaisa. A la suite, je vis survenir des accès de fièvre intermittente très-marqués, dont le sulfate de quinine me rendit bientôt raison Après douze jours de maladie, M. X... reprend son traitement : eau, bains, douches froides, qu'il supporte très-bien. L'état général s'améliore rapidement; les urines, qui étaient redevenues troubles, reparaissent normales; l'appétit, les forces reviennent, et M. X..., pressé de rentrer chez lui, part après vingt-quatre jours de séjour dans un état très-satisfaisant, présentant seulement un peu d'engorgement à la région splénique.

Aucun de ces accidents n'a reparu. En 1868, M. X... revient à Pougues; ses occupations sédentaires ont reproduit un peu son catarrhe de vessie. Il est soumis au traitement suivant : eau en boisson, grands bains, bains de siége à eau courante quotidiens, quelques douches générales. Le catarrhe disparaît complètement. Par deux fois, M. X... fut repris de douleurs légères abdominales, siégeant dans le côté gauche, que le séjour au lit et un cataplasme font disparaître immédiatement.

Je ne trouve aucun engorgement notable de la rate, lequel avait tout à fait disparu l'an dernier. Enfin, M. X... quitte Pougues dans l'état le plus satisfaisant, après vingt-un jours de traitement.

INCONTINENCE D'URINE. — DYSPEPSIE.

M. B..., âgé de soixante ans, d'un tempérament sanguin, arrive à Pougues fort souffrant par suite d'une affection dyspepsique. Il est amaigri, ses digestions sont toujours laborieuses et difficiles; à ces accidents se joignent une constipation très-opiniâtre que rien ne peut vaincre et une incontinence d'urine qui le désole.

L'eau en boisson, quelques bains généraux, les douches ascendantes et des bains de siége à eau courante, viennent à bout de toutes ces misères. Bientôt M. B... digère convenablement; ses selles se régularisent; il peut retenir ses urines et voit en même temps ses forces revenir et son teint rajeunir. Il quitte Pougues, enchanté d'être venu s'y débarrasser de tous ses maux et bien décidé à revenir l'année prochaine compléter cette cure pour lui inespérée.

De la scrofule.

La scrofule est une diathèse, c'est-à-dire une modalité morbide de l'ensemble de. l'organisme, qui se révèle par une série de phénomènes caractéristiques dans leur variété, mais ayant une apparence spéciale. Seulement cette affection est souvent héréditaire et peut naître de toutes pièces chez des enfants, lorsqu'ils sont placés dans des conditions d'aération, d'alimentation propres à l'engendrer; puis les symptômes de la scrofule peuvent disparaître après une évolution complète ou incomplète; la maladie semble guérie, d'autres fois avortée; mais elle n'en est pas moins en puissance, et elle donne un cachet aux phénomènes pathologiques dont l'économie peut être le siége.

Enfin la scrofule est constituée par une anomalie de l'assimilation, avec tendance à la dégradation des éléments organiques; d'où proviennent les formes d'engorgements passifs, de suppurations froides et d'ulcérations, combinées avec l'une des expressions les plus formelles de la dégradation organique : le tubercule. Il y a trois ordres de manifestations propres de la scrofule : les engorgements ganglionnaires et celluleux, les exanthêmes et catarrhes scrofuleux (scrofulides cutanées et muqueuses), les maladies des os et des articulations. M. Bazin ne voit pas dans les écrouelles, engorgements des ganglions lymphatiques du cou, un accident primitif, mais bien plutôt un accident secondaire de la scrofule; les accidents, suivant lui, ne se développent guère que consécutivement à l'existence des scrofulides de la tête ou des parties supérieures du corps. Cette idée est très-logique, car les ganglions lymphatiques ne s'engorgent que par suite d'une irritation spéciale qui leur est transmise par les vaisseaux lymphatiques. Cette phlegmasie des vaisseaux lymphatiques est consécutive le plus ordinairement à l'affection des parties d'où ils proviennent.

L'hospice de Nevers envoie chaque année à Pougues ses orphelines scrofuleuses. Nous les y voyons en grand nombre portant des affections scrofuleuses de tout genre : gourmes, ganglions engorgés et ulcérés, ophthalmies, lésions osseuses, articulaires, etc.

Le traitement qu'elles y subissent modifie promptement leur constitution ; après un mois à six semaines de séjour, elles s'en retournent dans un état souvent très-satisfaisant et toujours très-amélioré. Ce traitement est repris plusieurs années de suite, et modifie profondément leur constitution. J'ai déjà publié plusieurs observations prises chez ces jeunes filles dans un travail imprimé en 1867 (1).

De jeunes enfants scrofuleux amenés à Pougues par leurs parents, qui viennent s'y faire traiter eux-mêmes pour d'autres affections, ou conduits dans ce but, y voient également leur santé s'y transformer rapidement, lorsqu'ils sont soumis à un traitement convenable.

Aussi je citerai seulement l'observation suivante :

Une petite fille âgée de cinq ans, pâle, blonde, présentant au cou de nombreux ganglions lymphatiques engorgés et portant toutes les marques d'une constitution lymphatique et strumeuse qu'elle tient de son père, est soumise à un traitement régulier. Elle boit de l'eau, prend des bains, reçoit des douches froides. Nous voyons ses chairs se raffermir, ses ganglions disparaître ; enfin, chez elle, la transformation devient complète.

De l'anémie.

Cette affection est caractérisée par la diminution de l'élément globulaire du sang. Il peut exister simplement une diminution des globules, *aglobulie*. D'autres fois l'affection est est caractérisée par l'augmentation de la partie aqueuse, *hy-*

(1) *Observations médicales sur les eaux minérales de Pougues.*

drémie; d'autres fois, enfin, ce qui arrive souvent, il y a diminution de l'albumine du sang, et en même temps que l'eau augmente et l'albumine diminue, la quantité des matières salines (chlorure de sodium), s'augmente. Sous l'influence de cette affection, toute constitutionnelle, les forces diminuent, le teint s'altère, les palpitations, la céphalalgie, les vertiges apparaissent. Un bruit de souffle doux, plus prononcé à la pointe du cœur, accompagne souvent le premier bruit; en même temps, on entend dans l'artère carotide un bruit de souffle intermittent isochrone au pouls artériel et des bruits continus et musicaux attribués aux veines dans les régions latérales du cou, lesquels bruits, combinés avec le précédent, donnent des bruits continus, bruits de diable. L'anorexie et la dyspepsie apparaissent. La plupart des femmes anémiques deviennent dysménorrhéiques; les règles sont moins abondantes, en retard, douloureuses; quelquefois elles prennent le caractère d'hémorrhagies passives. L'anémie, poussée à un haut degré, présente un véritable état cachectique. Les eaux de Pougues et l'hydrothérapie rendent de grands services dans cette affection.

Observations.

ANÉMIE. — LYPOTHIMIES FRÉQUENTES.

Mme X..., âgée de soixante ans, d'un tempérament nerveux, n'a jamais eu beaucoup de santé, et malgré un état maladif presque continuel s'est donné beaucoup de peine et de tracas pour diriger une maison très-importante. Elle est arrivée à une grande faiblesse, ne mangeant presque plus, bien que ses voies digestives ne paraissent pas malades. Son pouls est petit, très-faible; elle a des palpitations nerveuses fréquentes et est sujette à des lypothimies incessantes qui effrayent beaucoup son entourage.

Mme X... arrive à Pougues au mois de juillet 1867 dans cet état d'anéantissement. Les huit premiers jours furent fort pénibles; elle était prise fréquemment de ces lypothimies survenant après la moindre fatigue ou sans cause connue. Notre malade fut soumise à un traitement fort modéré: l'eau en boisson, coupée tout d'abord par du sirop de gomme. J'y joignis assez promptement des douches, qui furent bientôt données froides. Nous arrivons ainsi graduellement à remonter son état, l'appétit revient, ainsi que les forces; les lypothimies cessèrent. Mᵐᵉ X... put marcher, le teint devint meilleur; c'était une nouvelle vie, et, bientôt, une transformation complète. Mᵐᵉ X... repart après un mois de traitement, tout étonnée de se trouver si forte. Désormais elle fut capable de diriger sans fatigue la maison dont elle est la cheville ouvrière.

Cette amélioration n'a pas été passagère; elle a persisté. C'est ce qui a déterminé notre malade, malgré notre avis, à ne pas revenir en 1868 consolider cette guérison.

ENFANTS ANÉMIQUES. — CHORÉE.

M. L... a trois enfants de six à douze ans, pâles, anémiques; l'un d'eux est atteint d'accidents choréiformes, contre lesquels ont été employés en vain une foule de moyens toniques et fortifiants. Les bains de mer chez ces jeunes enfants, au lieu d'agir favorablement, les ont affaiblis. M. L... a vu qu'une de ses nièces chloro-anémique était venue l'an dernier à Pougues et s'en était merveilleusement trouvée. Ce résultat et l'avis de son médecin l'engagent à venir essayer des eaux de Pougues pour ses enfants. Ils y arrivent pâles, maigres, ayant des digestions difficiles et pris souvent de diarrhée. Nous leur administrons l'eau coupée d'abord, des bains, puis des douches, que graduellement nous faisons arriver froides. Cette médication fut assez difficile à faire admettre par nos jeunes malades, qui, tout d'abord, se montrèrent assez récalcitrants, et finirent néanmoins par y courir à l'envi les uns des autres. L'état général de ces trois jeunes sujets subit bientôt une transformation complète : l'appétit capricieux se régularisa, les digestions devinrent parfaites, les chairs molles et flasques se raffermirent, le teint blafard devint excellent; la chorée disparut chez l'aîné; enfin nous obtinmes le résultat le plus favorable, et le père, enchanté, promit bien de revenir l'année prochaine compléter ce que nous avions si bien commencé cette année.

De la chlorose.

La chlorose est une névrose générale qui se rattache à l'anémie, et tient le plus souvent aux phénomèmes de l'évolution de l'appareil de la menstruation.

Chez les chlorotiques, la peau est mate, décolorée, la physionomie triste, la respiration courte. On entend les mêmes bruits cardiaques et vasculaires que dans l'anémie. Les fonctions digestives présentent beaucoup de troubles et de bizarreries. Souvent les chlorotiques sont sujets à des gastralgies très-douloureuses. La plupart des femmes chlorotiques sont dysménorrhéiques et souvent pas réglées du tout. Becquerel a soutenu que le caractère distinctif de la chlorose est la diminution des globules du sang. L'eau de Pougues, légèrement ferrugineuse, convient éminemment dans cette affection et amène des guérisons fort remarquables. Il me serait facile de rapporter bon nombre d'observations.

Observation.

CHLORO-ANÉMIE. — HYSTÉRIE. — GROSSESSE CONSÉCUTIVE.

Mme X..., âgée de vingt-six-ans, d'une constitution assez bonne mais nerveuse, est mariée depuis six ans et n'a jamais eu d'enfants. Elle est réglée assez régulièrement, mais très-faiblement ; son sang est pâle, décoloré. Elle a des maux d'estomac fréquents, pas d'appétit, et digère fort mal. Mme X... est souvent prise de douleurs nerveuses générales partant le plus souvent du cœur ou de l'estomac, et a eu dernièrement plusieurs accès hystériques très-prononcés. Elle est faible, pâle, très-amaigrie. Elle fut soumise à un mois de traitement, consistant à l'eau prise en boisson, en bains et douches froides ; l'appétit revint, les digestions se firent régulièrement, les maux d'estomac disparurent, on ne vit plus survenir de crises d'hystérie, enfin la santé perdue et qui se détractait de plus en plus devint excellente.

Vers la fin du traitement survint une grossesse, caractérisée par les symptômes les plus ordinaires du début de cet état. Les vomissements qu'elle éprouvait effrayèrent d'abord la malade ; mais tout marcha régulièrement, et l'état général très-satisfaisant conquis par les eaux persista, et Mme X... a la certitude d'avoir prochainement le bonheur d'être mère.

De l'engorgement utérin. — De la leucorrhée.

L'engorgement utérin peut s'étendre à toute la matrice ou seulement au col. Il s'accompagne ordinairement de leucorrhée ou flueurs blanches. L'engorgement du col est une maladie fréquente ; c'est à cette affection que se rapporte le plus grand nombre des métrites. Le col peut présenter des granulations, des ulcérations.

Le premier effet de l'accroissement du volume de l'utérus est d'en augmenter la pesanteur et en même temps d'en déterminer l'abaissement. La matrice, tout en s'abaissant, peut se dévier dans un sens ou dans un autre. Les malades éprouvent des tiraillements dans les aines, des pesanteurs dans les lombes, sur le rectum ; la défécation et l'émission des urines sont gênées. Le toucher vaginal et rectal rend compte de l'affection. L'examen au spéculum complète les notions relatives à l'état du col ; on peut y constater des altérations de couleur, des érosions, des granulations, en même temps qu'on se rend mieux compte des produits des sécrétions.

Des troubles divers des fonctions digestives accompagnent ordinairement cette affection, des dyspepsies, des gastralgies, des névroses abdominales. La dysménorrhée se présente souvent ; les règles sont irrégulières, diminuées, douloureuses, et sous l'influence de cet état complexe de dyspepsie, de névropathie et d'anémie consécutives surviennent de l'amaigrissement et de la faiblesse. Ces affections utérines sont le plus souvent sous l'influence de diathèses rhumatismales, goutteuses, herpétiques, qui viennent encore leur imprimer un cachet spécial.

Indépendamment du traitement local approprié à la nature des granulations, des ulcérations, que l'on rencontre souvent sur le col, le traitement minéral a une grande action sur ces engorgements, et même généralement, pendant le temps qu'il est employé, il est convenable de laisser de côté tout traitement local, à moins de cas spéciaux qui nécessiteraient une modification plus profonde. Le traitement de Pougues : eau en boisson, bains, douches générales, douches locales à eau courante, a une double action, d'abord sur l'état général et les maladies qui accompagnent le plus souvent cette affection, telles que la dyspepsie et l'anémie, et l'action fondante et résolutive sur l'engorgement utérin. M. Herpin, de Metz, dans son ouvrage sur l'emploi du gaz acide carbonique, a établi que ce gaz, soit à l'état de gaz, soit à l'état de dissolution dans l'eau, agissait comme résolutif dans les affections utérines. Il cite un grand nombre d'observations qui prouvent l'efficacité des eaux chargées de gaz acide carbonique dans des aménorrhées, des dysménorrhées, des métrites chroniques, des engorgements, des ulcérations du col, etc. Les eaux de Pougues, très-chargées de gaz acide carbonique, remplissent parfaitement les conditions demandées par cet auteur.

La leucorrhée sans engorgement utérin, mais tenant le plus souvent à un état de faiblesse et à toutes les causes débilitantes, est également très-bien traitée par nos eaux. Elles ont encore un effet très-remarquable : c'est qu'elles détruisent la stérilité chez la femme, due à des causes affaiblissantes. Nous voyons des femmes leucorrhéiques-anémiques qu'elles fortifient et qu'elles rendent ainsi fécondes ; nous en avons cité un exemple.

Observations.

ENGORGEMENT UTÉRIN. — CHLORO-ANÉMIE.

Mᵐᵉ X...., âgée de trente ans, d'un tempéramment un peu lymphatique, à la suite d'une fausse couche survenue il y a quatre années, éprouve des douleurs du côté de la matrice, accompagnées de leucorrhée. Elle ne peut marcher un peu sans éprouver de grandes fatigues ; elle a habituellement des tiraillements dans les aines, des pesanteurs aux lombes, sur le fondement. Le toucher fait reconnaître un engorgement utérin manifeste ; le col ne présente ni érosions, ni granulations,

A ces symptômes locaux se joignent des symptômes de dyspepsie, de névrose générale ainsi qu'un grand affaiblissement, etc.

Mme X... est soumise à l'eau de Pougues en boisson, aux bains généraux, aux douches générales, aux douches vaginales et aux bains de siége à eau courante. Sous l'influence de ce traitement, les symptômes généraux et locaux s'amendent assez promptement, l'engorgement diminue ; bientôt tous les symptômes qui s'y rapportent disparaissent, et Mme X... éprouve le plus heureux résultat de son traitement.

ENGORGEMENT UTÉRIN. — NÉVRALGIES COSTALES.

Mme M..., âgée de vingt-quatre ans, d'un tempérament très-lymphatique, éprouve des douleurs névralgiques très-intenses, qui se fixent principalement dans les nerfs intercostaux; en outre, elle souffre d'une manière atroce à la région utérine lors de l'apparition de ses règles; elle éprouve habituellement une pesanteur dans les lombes, sur le fondement et des tiraillements dans les aines. La maladie présente un engorgement manifeste de l'utérus, portant plus spécialement sur le col. Sous l'influence d'un traitement semblable à celui qui avait été prescrit à la malade qui fait le sujet de l'observation précédente, Mme M... voit peu à peu disparaître ses souffrances ainsi que l'engorgement utérin, et quitte Pougues dans l'état le plus satisfaisant.

Nous avons cherché autant que possible à placer dans chaque cadre les observations qui se rapportent aux différents groupes d'affections que nous avons voulu non décrire, mais seulement indiquer.

Les faits se rapportent souvent à plusieurs maladies ; c'est qu'on ne trouve pas toujours dans la pratique des maladies typiques qui ne présentent qu'un ordre de symptômes. Le plus souvent la maladie est complexe; elle s'étend à différents organes et se traduit par des symptômes très-variés. Ceci se présente encore plus ordinairement dans les affections chroniques qui font le sujet de notre étude, car elles tiennent à un état constitutionnel qui envahit plus ou moins tout l'organisme.

DE L'ANTÉVERSION

ET

DE LA RÉTROVERSION UTÉRINES.

———

Conséquence de cette double affection. — Des moyens d'y remédier.

Nous avons vu que la matrice, par suite de son augmentation de volume, pouvait subir des changements de position; en outre, les tumeurs environnantes, les affections dont elle peut être atteinte, les tumeurs fibreuses, polypes intra et extra-utérins doivent lui faire subir des déplacements. Mais, indépendamment de ces causes déterminées, nous voyons l'utérus subir des versions ou inclinaisons suivant son axe, d'où des antéversions et des rétroversions de l'utérus, parfois accompagnées de flexion ou courbure de l'utérus sur lui-même.

Ces déplacements ne produisent parfois aucun trouble notable chez les femmes qui les portent, et d'autres fois amènent des perturbations locales et générales considérables dans la santé. Il y a une vingtaine d'années, on a usé, abusé du spéculum, et des investigations exercées du côté des organes génitaux de la femme; il en est résulté une réaction légitime qui fait aujourd'hui peut-être trop négliger ces affections et les moyens qui peuvent les soulager. On serait disposé très-souvent à ne considérer ces déplacements que comme une conséquence des différentes affections de l'utérus et des parties environnantes que l'on cherche à traiter. Seulement, on laisserait de côté ces déplacements, comme ne méritant guère par eux-mêmes d'éveiller trop l'attention des médecins. Puis, il faut bien le dire, les médecins n'ont pas entre les mains des moyens bien puissants pour agir sur ces déplacements; tout se borne pour un grand nombre à une simple ceinture hypogastrique; celle-ci peut bien apporter quelques soulagements, soutient, mais ne guérit pas.

On peut, à Pougues, obtenir une diminution dans l'engorgement du col ou du corps de l'utérus; mais les déviations n'en persistent pas moins après le traitement thermal, et c'est ce qui m'a déterminé à chercher le moyen de les guérir, et m'a donné l'idée d'employer le traitement dont je vais parler plus bas.

Mais avant tout il faut bien nous rendre compte de la situation de l'utérus et de ses moyens de fixité. Je ne veux pas ici décrire ni l'utérus, ni ses annexes, ni même ses moyens d'attache. Seulement, indépendamment des ligaments ronds qui le fixent en avant et les ligaments larges en arrière et latéralement, je voudrais porter l'attention sur le ligament de *Douglas*, que M. Courty décrit avec beaucoup de soin dans son traité des maladies utérines.

Ce ligament embrasse en arrière le haut du col de l'utérus, à sa partie posterieure, par des adhérences rectales, et le haut du col à sa partie antérieure par des adhérences vésicales. Il en résulte que le col utérin est pris et en quelque sorte soutenu par deux demi-anneaux, l'un postérieur, l'empêchant de se porter en avant et en bas, et l'autre antérieur, l'empêchant de se porter en arrière. Ces deux demi-anneaux se complètent mutuellement et équivalent à un véritable anneau suspenseur qui maintient le tiers supérieur du col dans une fixité de situation relativement à l'excavation pelvienne.

En conséquence de ce double demi-anneau, en bas la portion libre du col et en haut surtout la portion de l'utérus située au-dessus de l'isthme, c'est-à-dire tout le corps utérin, peuvent, sous l'influence de pressions diverses, se porter dans des directions variables, sans que la portion du col embrassée par cet anneau abandonne le centre du bassin. L'utérus ne peut s'abaisser sans relâchement de son demi-anneau postérieur ; il ne peut s'élever sans distension de son demi-anneau antérieur ; mais il peut osciller dans toutes les directions autour de ce double anneau comme autour d'un anneau suspenseur. On ne peut mieux juger de la nature, de la direction et de l'étendue de ces mouvements qu'en les provoquant à l'aide du doigt introduit dans le vagin.

En poussant le col en arrière, on s'aperçoit que le corps se dirige en avant, et le poussant à droite, le corps se dirige à gauche et *vice versâ*. En d'autres termes, le fond se porte toujours par un vrai mouvement de bascule en sens inverse du col. C'est ce qui arrive par l'effet des pressions naturelles de la part des organes voisins, à moins de flexions concomittantes dans l'utérus. En un mot, le mouvement qu'une cloche peut exécuter en deux sens opposés, l'utérus peut les exécuter en quelque sorte dans tous les sens.

Je prends note de ce mouvement de bascule opéré dans l'utérus suivant les mouvements que l'on fait exécuter au corps utérin et surtout au col utérin, parce que c'est sur lui que je me base pour opérer la guérison de ces affections : antéversion et rétroversion.

On distingue quatre déviations principales, qui sont l'antéversion, la rétroversion et les latéro-versions droite et gauche.

L'abaissement peut coïncider avec l'une ou l'autre de ces déviations. Il peut également exister des courbures, antéflexion et rétroflexion.

L'antéversion est très-commune, d'autant qu'elle n'est que l'exagération naturelle de la position de l'utérus; elle peut se présenter à différents degrés. Le fond de l'organe comprime et refoule devant lui la vessie, vient parfois s'appuyer sur la symphise pubienne et peut même s'engager derrière. Le col s'élève au contraire dans la concavité du sacrum, refoulant la paroi postérieure du vagin et la face antérieure du rectum.

La rétroversion est plus rare, parce qu'elle est, à l'inverse de l'antéversion, tout à fait contraire à l'inclinaison normale de l'utérus; elle est plus grave, elle peut être légère ou prononcée. Le col porte en avant du côté du pubis, et le corps est porté en arrière et abaissé dans l'excavation pelvienne.

Les latéro-versions sont rares à un degré avancé, assez communes à un faible degré, surtout la droite. Elles peuvent se combiner en partie avec l'antéversion et la rétroversion, surtout avec la première. L'antéversion est souvent accompagnée d'une obliquité à droite.

On admet généralement que ces déviations ne produisent pas par elles-mêmes de troubles fonctionnels. On a objecté contre les symptômes attribués à ces affections qu'un certain nombre remontent à la vie intra-utérine et qu'ensuite elles peuvent être très-prononcées sans donner aucun signe d'existence. Cette objection n'est pas sérieuse; elle pourrait être faite contre beaucoup d'autres maladies. Ensuite, une femme peu soigneuse et se préoccupant très-peu de sa santé pourrait très-bien éprouver des troubles fonctionnels, par suite d'une de ces déviations, sans s'en douter, et surtout sans que les médecins qui lui ont donné des soins eussent eu leur attention éveillée de ce côté. Notons que beaucoup de femmes n'aiment pas, et on le conçoit, fixer l'attention de leur médecin vers ces organes.

Les symptômes produits par ces affections sont de deux ordres : communs et locaux.

Les premiers sont des symptômes généraux, troubles de la digestion, de l'inervation, névralgies, etc.

Les symptômes locaux sont des sentiments de pesanteur avec douleurs sourdes et tiraillements dans le bassin, aux lombes, aux reins, aux aines, au périnée, augmentant beaucoup sous l'influence de la station verticale, de la marche, des fatigues. On voit se produire de la constipation, des besoins fréquents d'uriner, du tenesme vésical, quelquefois des difficultés dans l'excrétion urinaire. Presque toujours les femmes qui en sont atteintes sont leucorrhéiques et souvent stériles. D'après l'Américain Syms, dans son ouvrage sur les affections utérines, traduit par M. Lhéritier, médecin-inspecteur de Plombières, plus d'un tiers des femmes stériles seraient atteintes d'antéversion utérine ; cette stérilité ne serait pas due à une autre cause. Nous voyons, d'après les recherches de cet auteur, que sur 250 femmes mariées n'ayant pas eu d'enfants, 103 étaient atteintes d'antéversion et 68 de rétroversion. Par le toucher utérin et par le toucher rectal, mais principalement par le premier, il est facile de constater l'affection. Dans l'antéversion, le col se trouve porté en arrière, et le corps de l'utérus en avant. Par le toucher rectal, on ne perçoit plus ou difficilement le corps de l'utérus à travers la paroi antérieure du rectum. Dans la rétroversion, au contraire, il ferait plus saillie, et le col, porté en haut et en avant, se trouve directement derrière le pubis. En combinant le toucher rectal avec le toucher vaginal, on se rend parfaitement compte des déplacements de l'utérus. Il faut y joindre également les palpations hypogastriques avec l'autre main, qui maintient l'utérus, et permet de mieux saisir les positions vicieuses que perçoit le doigt indicateur de l'autre main chargé de faire l'exploration directe.

De plus, il peut encore se présenter l'antéflexion et la rétroflexion de l'utérus. Non-seulement alors l'utérus se porte en avant ou en arrière, comme dans l'antéversion et la rétroversion, mais il est encore fléchi sur lui-même ou sur son col. L'antéflexion est normale dans la vie fœtale et plus fréquente que la rétroflexion. Ce serait aussi une exagération de ce qui existait dans le commencement de la vie ; ce serait alors la persistance anormale de l'antéflexion fœtale ; elle pourrait tenir à un avortement primitif, à une atrophie du segment antérieur de l'utérus. La rétroflexion se présenterait plutôt à l'âge de la ménopause, par suite de l'atrophie du segment postérieur de l'utérus.

Maintenant, quels sont les traitements que l'on peut opposer à ces affections ?

D'abord, on emploiera tous les moyens généraux et locaux capables de combattre l'engorgement utérin, souvent cause première. Nous en avons parlé précédemment. Nos eaux ont ici une certaine action et peuvent apporter une modification résolutive. Mais les déviations n'en persistent pas moins, et produisent le plus souvent encore tous les symptômes locaux et généraux que nous avons énumérés plus haut.

De tout temps on a cherché à soutenir l'utérus à l'aide de pessaires et à le placer dans une position convenable. Avec des instruments qui se déplacent, on peut blesser le col de l'utérus. Le pessaire en bilboquet, qui est plein, peut avoir le même inconvénient. On a appliqué des pessaires globuleux ou présentant différentes formes dans le sinus vaginal antérieur pour l'antéversion, et dans le sinus vaginal postérieur dans le cas de rétroversion, de manière à occuper ainsi la place que le corps de l'utérus viendrait occuper lui-même en s'inclinant en avant ou en arrière, et à prévenir de cette façon le retour de cette inclinaison. Telle est l'idée du pessaire en raquette de M. Hervez de Chégoin, de l'instrument de Hodge. On pourrait citer encore les pelotes-pessaires de M. Gariel, qui dilatent le vagin et ne tiennent pas. Tous ces moyens sont insuffisants. Enfin, Simpson et Valleix avaient voulu redresser l'utérus à l'aide de sonde métallique qu'ils introduisaient dans l'intérieur de l'utérus. Mais ce moyen, qui agit bien comme redresseur, est loin d'être sans inconvénients; il a amené des accidents mortels. Aussi, depuis long-temps a-t-on généralement renoncé à l'emploi de ces moyens violents. Cependant, en Allemagne, ce genre de médication serait encore employé. Nous trouvons dans le numéro du 21 janvier 1868, de l'*Union médicale*, [un article extrait d'un journal allemand qui annonce que le docteur Hildebrandt, de Kœnisberg, emploie avec succès un pessaire intra-utérin (c'est une sonde métallique) pour guérir l'antéversion et la rétroversion utérines. Deux observations de cure faite par ce moyen sont citées à l'appui de la pratique de ce médecin. Néanmoins, avons-nous dit, ce genre de traite ment est rejeté avec raison; il paraît trop dangereux.

Dans plusieurs cas de déviation de la matrice, je me trouvais réduit à employer pour tous moyens la ceinture hypogastrique, qui soutenait l'utérus en masse, à travers les téguments, et soulageait bien un peu, mais n'amenait pas de guérison. Elle ne peut être considérée que comme un palliatif insuffisant.

J'avais remarqué que dans des cas semblables, principalement d'antéversion, où j'avais été obligé d'appliquer le spéculum pour examiner le col et le cautériser, j'avais eu d'abord assez de peine à l'emboîter avec mon spéculum plein, mais que je maintenais ainsi l'utérus antéversé et rétroversé en position normale, et que par suite de cette position donnée ainsi momentanément à l'utérus, les symptômes locaux qui caractérisent ces affections venaient à cesser, ou du moins à être atténués considérablement pendant une demi-journée, une journée après l'application du spéculum. J'avais même bien constaté que c'était seulement l'application du spéculum qui avait produit ce résultat, parce que les granulations du col ayant disparu , la cautérisation n'avait pas été employée. D'autres fois, des femmes avaient éprouvé une telle amélioration, bien que passagère, qu'elles avaient sollicité d'autres cautérisations, que je n'avais pas faites, étant inutiles ; mais je m'étais borné plusieurs fois à faire une application de spéculum qui avait toujours amené la même atténuation dans les symptômes.

Je me suis dit alors si, au lieu du spéculum que je ne puis laisser en place, j'avais un instrument doux, résistant néanmoins, emboîtant le col sans toucher à sa surface inférieure, et qui pût être maintenu en place, tout en permettant à la femme tous les mouvements nécessaires, j'aurais rempli mon but, sans craindre de blesser l'utérus, comme peuvent faire les sondes intra-utérines et même les pessaires en bilboquet qui, bien que creusés, sont pleins, et sur lesquels vient s'appuyer le col utérin.

Je pensai alors à un anneau plein, en caoutchouc vulcanisé, qui viendrait emboîter le col, sans toucher le museau de tanche, et avec lequel je pourrais donner à l'utérus la position que je voudrais lui faire prendre. Cet anneau devait être supporté par une double branche qui se réunirait à un seul corps, lequel, au moyen d'un autre support, devait être fixé à une ceinture ventrière qui servirait de point d'appui, tout en permettant tous les mouvements du corps. Cet instrument serait placé chaque jour, et quand le redressement serait obtenu, à des époques plus ou moins éloignées pour maintenir l'utérus dans la position normale redonnée.

Au mois d'octobre 1867 je parlai de mon idée à M. Mathieu, l'habile fabricant d'instruments de chirurgie ; il trouva mon idée heureuse et se chargea de la mettre à exécution. J'employai avec succès l'instrument qu'il voulut bien me faire. J'en fis fabriquer plusieurs autres, auxquels j'apportai différentes modifications, par M. Martin, ouvrier fort habile de la fonderie de Fourchambault.

La planche ci-jointe représente le spécimen d'un de ces instruments.

FIGURE N° 1.

aa Anneau en caoutchouc.

bb Supports de l'anneau présentant chacun une rainure *b'*.

c Tige transversale placée par chacune de son extrémité dans les rainures des deux supports de l'anneau, les maintenant dans leur position, glissant dans ces rainures de manière à rapprocher ses deux branches pour ovaliser l'anneau tel qu'il est représenté dans la figure n° 3.

d Tige creuse faisant suite aux deux supports.

ecc Petits trous à la face inférieure de cette tige creuse, pour donner issue aux liquides pouvant s'accumuler dans sa cavité.

f Tige pleine pouvant glisser dans la tige creuse.

g Son extrémité interne vissée dans la tige transversale *c*, pour lui communiquer les mouvements nécessaires.

h Petite saillie à la partie supérieure de son extrémité externe, par laquelle on peut faire reculer ou avancer la tige pour ovaliser ou remettre circulaire l'anneau en caoutchouc *a*.

i Clé séparée pour dévisser la tige et à cet effet démonter et nettoyer l'instrument s'il y a lieu.

k Support de l'instrument courbé inférieurement représenté par la figure 2.

l Charnière à son extrémité inférieure permettant de se mouvoir de haut en bas.

m Anneau dans lequel est passé l'instrument après son introduction.

o Vis pour fixer cette tige de support à l'instrument avec la longueur voulue, suivant la longueur du vagin, la saillie des grandes lèvres, etc.

p Extrémité supérieure du support.

q Plaque en cuir cousue à la partie inférieure de la ceinture ventrière, servant à fixer le support de l'instrument.

FIGURE N° 2,

Représentant le support q *à son extrémité supérieure.*

r Plaque en acier fixée sur la plaque en cuir cousue sur la ceinture ventrière.

s Anneau mobile latéralement, de manière à permettre tous les mouvements de latéralité du corps sans déranger en rien l'appareil placé dans le vagin.

t Vis à pression destinée à fixer le support à la hauteur voulue.

FIGURE N° 3.

Instrument ovalisé pour faciliter son introduction dans le vagin présenté par sa face inférieure.

Figure 1.

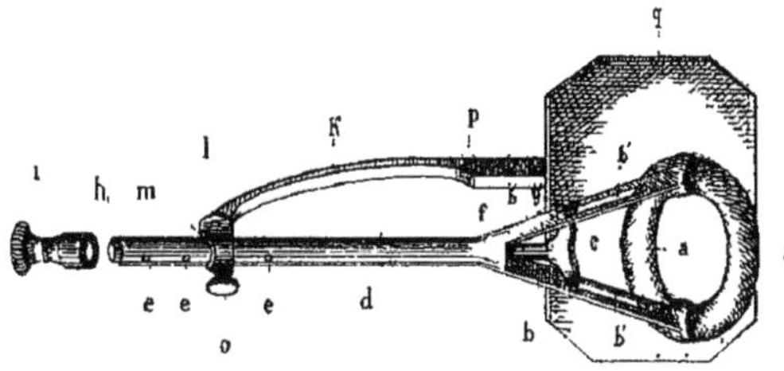

Figure 2.

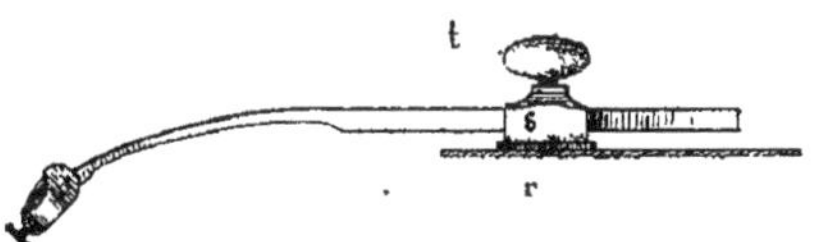

Figure 3

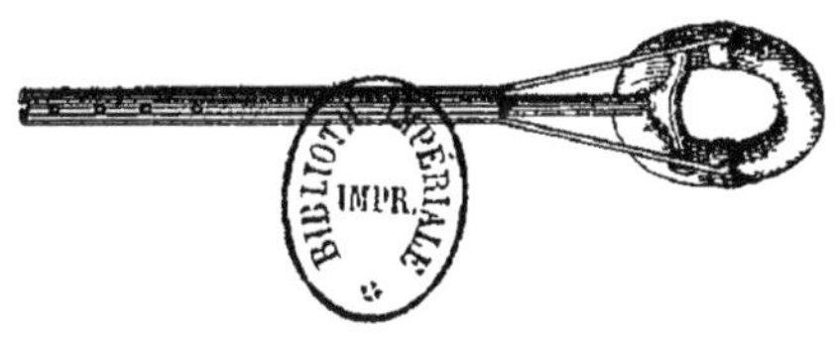
BIBLIOTHÈQUE IMPÉRIALE IMPR.

Une fois l'introduction faite, en attirant à soi le bouton on rend à l'anneau sa forme ronde primitive, et une fois que l'instrument est introduit jusqu'au niveau du col, avec le doigt indicateur passé au-dessous il est facile de placer convenablement l'anneau autour du col, auquel on donne la situation convenable avant de le fixer.

Il est nécessaire, pour l'introduction de cet instrument, de placer la femme comme pour l'introduction du spéculum. Une fois qu'il est placé et fixé à l'aide de son support à la hauteur jugée nécessaire, il est bon, la femme remise debout, d'introduire de nouveau le doigt au fond du vagin, de constater si l'instrument est placé convenablement, quelquefois de le replacer et de le fixer alors tout à fait, l'abaissant ou le relevant à l'aide du support que l'on fixe plus ou moins haut à l'aide de la vis de rappel à son extrémité supérieure

Cet instrument pourrait être employé dans un cas de descente de matrice difficile à maintenir, et remplirait mieux le but désiré que n'importe quel pessaire.

Cet instrument est très-facile à appliquer, et non-seulement il ne gêne pas, mais il donne au contraire immédiatement un très-grand soulagement aux femmes atteintes de ces affections. Les pesanteurs sur le fondement, le périnée, les douleurs des reins, des aines cessent. Les perturbations dans la défécation, dans l'émission des urines disparaissent. Une femme qui ne pouvait plus marcher, retenue au lit ou sur la chaise longue par toutes ces souffrances, reprend ses occupations et ses habitudes de la vie. L'appétit revient, les digestions ne sont plus douloureuses, la leucorrhée disparaît ; enfin c'est une transformation complète.

Enfin combien de femmes stériles, seulement par suite de cette position vicieuse de l'utérus, pourraient devenir mères après un traitement pareil ! Les recherches de M. Synis prouvent que ces déviations : antéversion et rétroversion. et surtout la première, sont très-souvent les causes de la stérilité.

Voici une observation à l'appui de ce moyen ; il est facile de voir quel résultat avantageux il a produit :

Observation.

ANTÉVERSION.

Mme X..., âgée de trente ans, d'un tempérament sec et nerveux, a été réglée à onze ans, et est devenue chlorotique à quinze ans ; cette chlorose a duré jusqu'à vingt ans.

Mme X... s'est mariée à vingt-un ans, et depuis huit ans environ elle se plaint de douleurs utérines avec pesanteur au fondement, tiraillement dans les aines, douleurs lombaires très-vives, leucorrhée et retentissement général sur la santé, qui est souvent détraquée. En 1867 j'eus l'occasion de voir cette dame pour la première fois. Je constatai une antéversion assez marquée, sans développement anormal du corps de l'utérus, quelques très-légères granulations du côté du col avec flueurs blanches assez prononcées. Quelques légères cautérisations avec la solution concentrée de nitrate d'argent firent bientôt cesser l'état granuleux du col. Il était assez difficile d'amener le col dans le champ du spéculum ; il fallait d'abord le préparer avec le doigt, qui le faisait basculer en avant, et quelquefois chercher, tâtonner un peu de temps avant de pouvoir le saisir convenablement.

Mme X... ne mangeait presque pas, avait une anorexie presque complète, très-peu de sommeil, des douleurs lombaires très-prononcées, de la constipation, des difficultés dans l'émission des urines. Non-seulement la station verticale la fatiguait et chez elle la marche était pénible, mais souvent au lit se développaient des douleurs lombaires et abdominales. Outre qu'elle dépérissait à vue d'œil, son existence était vraiment empoisonnée.

Mme X... né présentait aucune lésion ni trouble fonctionnel important du côté du cœur et des voies respiratoires. Elle avait parfois rendu des urines briquetées. Son père était graveleux.

Je lui appliquai mon instrument, qu'elle put très-bien supporter; elle le conservait la plus grande partie de la journée, marchait et se livrait à une foule de petites occupations du ménage sans douleurs et sans fatigue. Sous l'influence du bien-être apporté par l'application de cet instrument, l'appétit revint, les flueurs blanches disparurent complètement, enfin nous obtinmes un changement complet dans l'état local et l'état général.

Les eaux de Pougues, qu'elle prit avec beaucoup de suite pendant un mois, les bains, les douches vaginales et générales, contribuèrent à la tonifier; mais ce fut sous l'influence de l'instrument que son état local si gênant, et qui avait un retentissement sur toute l'économie, vint à disparaître.

La matrice reprit sa position normale ; les applications, au lieu d'être quotidiennes, puis semi-quotidiennes, devinrent moins rapprochées. Je les cessai pendant quelque temps, et je me crus obligé, par précaution, pendant plusieurs mois, d'en faire l'application une ou deux fois par semaine pour maintenir l'utérus en position convenable et l'empêcher de reprendre sa position vicieuse ; nous arrivâmes à un résultat complètement satisfaisant.

On pourrait faire cette objection : Mais ce traitement est un peu long ; il faut du temps pour redonner à l'utérus sa position normale. La malade ne peut s'appliquer cet instrument elle-même ; il faut que ce soin soit confié à un homme de l'art, à quelque personne qui connaisse bien l'organisation de la femme. Cela est vrai. Mais combien de pansements longs, quotidiens, ne sont pas faits par des médecins, et cela pour guérir souvent des maladies moins pénibles et moins gênantes que ces déviations ?

TABLE DES MATIÈRES.

	Pages.
Introduction	5
Des affections chroniques.	11
Des affections de l'estomac et de l'intestin	13
De la dyspepsie et de la gastralgie.	13
De la dyspepsie intestinale et de l'entéralgie. — De l'entérite chronique	23
Des affections du foie.	27
De l'engorgement du foie.	27
Des calculs biliaires. — Des coliques hépatiques.	31
De l'engorgement de la rate	33
Fièvres intermittentes rebelles.	33
De la goutte	35
De la gravelle.	37
Du diabète.	41
De l'obésité et de la polysarcie	45
De la néphrite albumineuse	47
Du catarrhe de vessie.	48
De l'incontinence d'urine.	49
De la scrofule.	52
De l'anémie.	53
De la chlorose.	55
De l'engorgement utérin.	57
De la leucorrhée.	57
Des déviations utérines. — De l'antéversion et de la rétroversion.	60
Traitement spécial de ces affections.	65

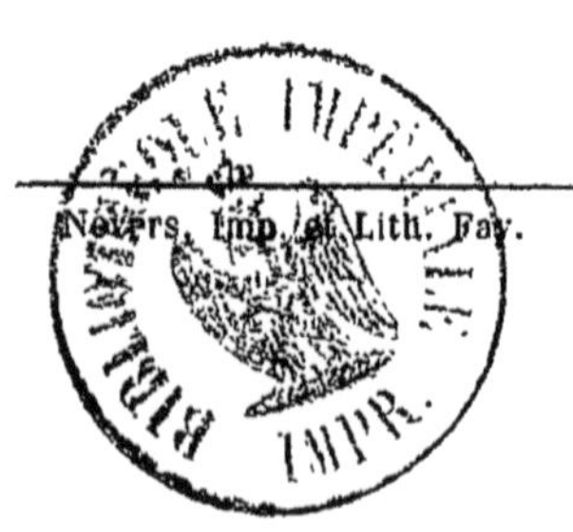

Nevers, Imp. et Lith. Fay.

www.ingramcontent.com/pod-product-compliance
Ingram Content Group UK Ltd.
Pitfield, Milton Keynes, MK11 3LW, UK
UKHW022359070726
13614UKWH00003B/1222